DR. MED. ANIKA GEISLER studierte an der Berliner Charité Medizin. Ihre journalistische Ausbildung absolvierte sie an der Hamburger Henri-Nannen-Schule. Seit 2000 arbeitet sie als Medizinredakteurin beim Hamburger Magazin *stern*, für das sie auch als Ressortleiterin tätig war. Sie betreut die Rubrik *Die Diagnose*, in der Ärzte ihre außergewöhnlichsten Krankengeschichten schildern. Nach dem Bestsellererfolg von *Die Diagnose* hat sie für das vorliegende Buch achtzig neue spannende Fälle aus dem *stern* ausgewählt.

Die Diagnose in der Presse:

»Spannend geschrieben. Nicht nur für medizinische Laien, sondern auch für Mediziner sehr lesenswert.«
Spektrum der Wissenschaft

»Der Untertitel sagt alles über den kurzweilig zu lesenden Inhalt. Für den Laien unterhaltsam und verständlich geschrieben. Für Ärztinnen und Ärzte ein empfehlenswerter Ratgeber.«
Deutsches Ärzteblatt Mecklenburg-Vorpommern

Außerdem von Anika Geisler lieferbar:

Die Diagnose. Wenn Ärzte zu Detektiven werden – rätselhafte Krankheiten und ihre Ursachen

Dr. med. Anika Geisler (Hg.)

DIE DIAGNOSE – NEUE FÄLLE

Rätselhafte Beschwerden, verzweifelte Patienten und Ärzte, die zu Detektiven werden

PENGUIN VERLAG

MIX
Papier aus verantwortungsvollen Quellen
FSC® C014496

Verlagsgruppe Random House FSC® N001967

PENGUIN VERLAG

1. Auflage 2018

Umschlag: Favoritbüro
Umschlagmotiv: pikepicture/Shutterstock.com und Favoritbüro
Satz: Leingärtner, Nabburg
Druck und Bindung: GGP Media GmbH, Pößneck
Printed in Germany
ISBN 978-3-328-10330-1
www.penguin-verlag.de

Dieses Buch ist auch als E-Book erhältlich.

VORWORT

Wenn Mediziner zu Detektiven werden

Kennen Sie einen guten Arzt?«

»Niemand kann mir mit meinen Beschwerden weiterhelfen.«

»Gab es bei Ihnen schon einmal einen ähnlichen Fall?«

Woche für Woche erreichen die Hamburger *stern*-Redaktion Anfragen wie diese – von Menschen, die unter gesundheitlichen Problemen leiden. Ihre Ärzte konnten diese Schwierigkeiten bislang nicht in den Griff bekommen.

Dass sich die Menschen nun an die Redakteure wenden, ist der Rubrik »Die Diagnose« zu verdanken, die erstmals 2013 im *stern* abgedruckt wurde. Dort schildern Ärzte aus Deutschland und der ganzen Welt ihre außergewöhnlichsten Fälle. Sie erzählen von Patienten, die mit seltsamen Symptomen Praxen und Kliniken aufsuchten. Und sie zeigen, wie sie durch medizinische Detektivarbeit den Ursachen für die Beschwerden auf die Spur kamen.

»Die Diagnose« gehört zu den beliebtesten Seiten im *stern.* Dank der Veröffentlichung der rätselhaften Fälle konnte anderen Patienten bereits geholfen werden. Die Rubrik »Die Diagnose« zu lesen, war für manche Menschen tatsächlich ein Schritt auf dem Weg zur richtigen Therapie.

Die außergewöhnlichsten Krankengeschichten erschienen 2017 erstmals als Buch. Es wurde ein großer Erfolg. Nun folgt die Fortsetzung: achtzig weitere spannende Fälle von Ärzten, die nicht locker lassen, bis sie mit kriminalistischem Spürsinn die Lösung des Rätsels finden.

Wieso wird einer Frau schwindelig, wenn sie Braten isst? Warum fällt ein Pförtner jeden Nachmittag zur gleichen Zeit vom Stuhl? Wie kann es zu einer jungfräulichen Geburt kommen? Alle Fallgeschichten zeigen, was einen guten Mediziner letztlich ausmacht: Er muss interessiert sein an seinen Patienten, Einfühlungsvermögen und Geduld haben, auf dem neuesten Wissensstand sein und mit Kollegen anderer Fachrichtungen optimal zusammenarbeiten. Manchmal braucht es allerdings einen Geistesblitz, um die erstaunliche Ursache zu finden.

Aus Gründen des Persönlichkeitsschutzes wurden in einigen Geschichten biografische Details der Patienten verändert. Aber die Fälle haben sich genau so ereignet. Sie zeigen: Ob ein Löffelstiel im Magen oder eine Nadel in der Brust – in der Medizin gibt es praktisch nichts, was es nicht gibt.

THERAPIE: CURRYWURST-POMMES

Ein Mathematiker hat jeden Nachmittag Lähmungsattacken. Seit einem halben Jahrhundert rätseln die Mediziner. Wird er ins Koma fallen?

Von Professor Dr. Jürgen Schäfer
Aufgezeichnet von Anika Geisler

Ohne den wachen Geist des Patienten hätte ich diesen Fall nicht gelöst. Die Krankengeschichte des österreichischen Mathematikers hat mir monatelang keine Ruhe gelassen. Seit knapp fünfzig Jahren suchte der Professor verzweifelt nach einer Erklärung für ein rätselhaftes Phänomen: Als Teenager war er erstmals von einer extremen Müdigkeit und Schlappheit überfallen worden. Nach und nach waren seltsame Lähmungsattacken dazugekommen.

Seit nunmehr zehn Jahren litt er fast jeden Tag an diesen Attacken, die meist gegen fünf Uhr nachmittags auftraten: Wie aus dem Nichts brach er zusammen und konnte sich etwa drei Stunden nicht bewegen, nicht sprechen, nicht blinzeln. Er war dabei bei vollem Bewusstsein. »Einmal sackte ich im Garten neben einer Ameisenstraße zusammen«, erzählte der damals 68-Jährige. »Die Tiere krabbelten mir in Nase, Augen und Ohren, und ich konnte nichts tun.« Seine größte Angst war, in ein Wachkoma zu fallen – Ärzte hatten gesagt, dass er darauf zusteuere. Und dass er vermutlich nur noch ein Jahr zu leben habe.

Der Mann hatte über die Jahrzehnte die unterschiedlichsten Diagnosen bekommen: Epilepsie, Parkinson, multiple Sklerose, Depressionen, Schizophrenie. Einige Ärzte stempelten ihn als verrückt ab. Neunzig Schulmediziner, vierzig Alternativmediziner und einen afrikanischen Wunderheiler hatte er aufgesucht.

Der Professor sagte zu mir: »Irgendwie hängen die Lähmungen mit dem Essen zusammen.« Wenn er besonders deftig äße, blieben die Attacken auch mal aus. Schon oft war sein Zuckerstoffwechsel überprüft worden – um Unterzuckerungen auszuschließen, die zu Schocks führen können. Ich wusste: Vorübergehende Lähmungen können auch auftreten, wenn das Kalium im Blut zu hoch oder zu niedrig ist. In der Fachsprache heißen diese Lähmungen: hyper- oder hypokaliämische periodische Paralysen. Aber die Kaliumwerte im Blut des Mannes waren während der Attacken immer normal gewesen.

Nachdem ich dem Professor von diesen Lähmungsarten erzählt hatte, begann er, Tabellen anzufertigen – darüber, was er aß und wie es ihm danach ging: »Salat: furchtbar, Weißbrot: geht gerade, Wiener Würstchen: exzellent.« Dann berechnete er die Inhaltsstoffe der Nahrungsmittel und setzte diese in Bezug zu seinen Attacken. Ergebnis: Waren die Lebensmittel reich an Kalium, wie Obst und Gemüse, ging es ihm wenige Stunden nach dem Essen schlecht. Waren die Speisen sehr salzig – enthielten sie also viel Natrium, den Gegenspieler von Kalium –, ging es ihm besser.

Daraufhin suchten Kollegen aus unserem Labor und dem Physiologischen Institut fieberhaft nach dem Grund. Relativ rasch fanden Professor Niels Decher und Dr. Muhidien Soufi heraus: An den Zellen des Patienten waren spezielle Kaliumkanäle genetisch verändert. Bis wir uns sicher waren, dass dieser neu entdeckte Defekt die Ursache der Erkrankung war, dauerte es noch fast ein halbes Jahr: Die Kanäle pumpten unablässig Kalium aus dem Blut in die Zellen. War der Kaliumspiegel in den Zellen irgendwann zu hoch, traten die Lähmungen ein. Dabei war im Blut der Kaliumspiegel aber normal. Wir hatten eine neue Variante der »normokaliämischen periodischen Paralyse« gefunden.

Der Patient wurde in unserer Neurologie stationär aufgenommen und bekam entwässernde Tabletten, die das Kalium aus den Zellen spülten. Zudem stellte er seine Ernährung um. Nach drei Tagen stand er auf und ging ohne müde Muskeln oder Lähmungen spazieren. Auch für uns war das wie ein kleines Wunder. Seitdem heißt »gesundes« Essen für ihn: Wurst, Pommes, Schnitzel und Burger – eben viel Salz. Und »schlechtes« Essen bedeutet: Obst, Gemüse und Salat.

Seit knapp zwei Jahren hatte der Professor keine Lähmung mehr. Er ist geheilt – nach fünfzig Jahren Elend! Er entwickelte eine eigene Formel, mit der er berechnen kann, wie seine Kraft eine Stunde nach dem Essen sein wird – abhängig vom Kalium- und Natriumgehalt der Lebensmittel. Bislang ist diese Krankengeschichte einzigartig auf der Welt.

***Professor Dr. Jürgen Schäfer** ist Internist, Kardiologe, Endokrinologe und Leiter des Zentrums für unerkannte und seltene Erkrankungen am Universitätsklinikum Marburg.*

FIEBER NACH ACHT MONATEN

Ein Handwerker wird schwer krank: Seine Körpertemperatur steigt auf vierzig Grad, die Milz schwillt an. Hat er Blutkrebs? Ein Arzt, der als Student zwei Tropenkrankheiten durchlitt, stellt schließlich die richtigen Fragen.

Von Professor Dr. Christoph Lübbert
Aufgezeichnet von Christoph Koch

Zu Anfang kannte ich den Mann nur aus einer Krankengeschichte. Ein Kollege erzählte sie auf dem Stationsflur: »Vorige Woche hatten wir einen Patienten, hohes Fieber, mehr als vierzig Grad. Schwer krank war er, mit starken Blutbildveränderungen. Wir haben alles Gängige getestet: Bakterien, Viren, Pilze. Es ergab sich nichts Konkretes.«

Meine Neugier war geweckt – doch der Kranke schon fort. Sein Fieber hatte man erfolgreich bekämpft, und nachdem die im heutigen Abrechnungssystem als angemessen geltende Verweildauer abgelaufen war, wurde er entlassen. Geblieben war nur das Rätsel.

Es hätte mich gereizt, dieses Rätsel zu lösen. Als Student bin ich weit gereist, auch durch Afrika. Am eigenen Leib habe ich erfahren, wie sich Krankheiten anfühlen, die bei uns kaum jemand kennt. Auf dem Deck eines Schiffes auf dem Tanganjikasee durchfieberte ich eine Amöbenruhr. Im Okavangodelta Botswanas bekam ich durch Süßwasserkontakt eine Bilharziose – aus Wasserschnecken freigesetzte Larven bohren sich durch die Haut und besiedeln den Körper als Parasiten. Auch damit wurde ich fertig. Aber die Erfahrungen haben schließlich dazu geführt, dass ich heute neben meinem »Brotberuf« des Gastroenterologen und Infektiologen auch als Tropenarzt qualifiziert bin. Das sollte sich als nützlich erweisen.

Denn der Patient kam zurück, extrem geschwächt. Das Fieber war sehr hoch, das Blutbild schwer gestört, seine Milz enorm geschwollen. Konnte es eine Krebsinfiltration des Knochenmarks sein? Dort wird das Blut gebildet. Oder war es das seltene Lymphom in der Milz? Doch all diese Vermutungen waren schon widerlegt, als ich den Mann zum ersten Mal sah. Aus seinen Augen sprach nackte Angst. Er hatte wochenlang gelitten, Ursache unbekannt, und nun der Tumorverdacht und die Todesfurcht.

Konnte es eine exotische Krankheit sein? Bei einem bodenständigen Handwerker, mitten aus Deutschland, der angab, nie in einer Gegend gewesen zu sein, die den Tropenarzt gewöhnlich interessiert? Nein, er sei kein Weltenbummler, sagte der Mann. Nur Mallorca, ab und zu, zuletzt bereits vor acht Monaten.

Malaria schloss ich aus – das Fieber folgte nicht den typischen Rhythmen. Doch es gibt eine tropische Krankheit, die zu den Symptomen zu passen schien. In Indien kennt man sie als »Kala Azar«, schwarzes Fieber. Winzige Parasiten lösen sie aus, von Mücken übertragen. Viszerale Leishmaniose lautet der wissenschaftliche Name. Ihr Erreger ist trickreich: Er lässt sich von den Fresszellen des Blutes verschlingen, überlebt jedoch in ihnen und vermehrt sich. Dann befällt er das Knochenmark, die Milz, die Leber und weitere Organe. Tatsächlich: Auch die Leber fanden wir bei unserem Patienten vergrößert, ein Zeichen eines Befalls der großen inneren Organe.

Gegen den Parasiten bildet das Immunsystem unverwechselbare Antikörper. Daher sandten wir Blutproben an das Bernhard-Nocht-Institut für Tropenmedizin in Hamburg. Das Ergebnis: positiv. Eine abermalige Punktion des Knochenmarks sicherte den Erregernachweis auch unter dem Mikroskop. Wir hatten nun genügend Grund für eine Therapie gegen Leishmaniose. Um den

Fall genauestens zu klären, bat ich noch Spezialisten in Berlin, im Knochenmarkblut die Gene des Erregers zu suchen – und auch das war ein Volltreffer!

Wenn man bedenkt, dass unser Patient unbehandelt nach wenigen Monaten gestorben wäre, erscheint die Behandlung beinahe banal: Heute wissen wir, dass eine einzige Dosis eines speziellen Arzneimittels die Leishmaniose besiegen kann. Es ist teuer, aber der Effekt erinnert an eine Wunderheilung. So war es auch hier: Aus dem Schwerkranken wurde ein Gesunder.

In einem Land, wo die Leishmaniose grassiert, wäre die Diagnose sicher leichter gefunden worden. Doch die wenigsten wissen, dass sie heute rund um das Mittelmeer vorkommen kann, und längst nicht mehr tief unten in Indien oder Afrika. Auf Mallorca etwa haben sich die Erreger in streunenden Hunden festgesetzt.

Und hinter dem Hotel unseres Patienten, so fand man heraus, brüteten die Überträger des Parasiten: Schmetterlingsmücken.

***Professor Dr. Christoph Lübbert** ist Internist und Leiter des Fachbereichs Infektions- und Tropenmedizin in der Klinik für Gastroenterologie und Rheumatologie am Uniklinikum Leipzig.*

GEFÄHRLICHE KÜGELCHEN

Eine Frau kann nicht laufen, sie hat Sehstörungen und Halluzinationen. Ein Arzt findet heraus, wie alles begann: mit einem Urlaub auf Sri Lanka.

Von Dr. Tobias Meyer
Aufgezeichnet von Nicole Heißmann

Die Patientin, Mitte fünfzig, kam mit dem Rettungswagen vom Hamburger Flughafen in die Notaufnahme. Ihr Mann begleitete sie. Die beiden hatten Urlaub in Griechenland gemacht. Dort hatte die Frau fast nur im Bett gelegen, mit Übelkeit, Schwächegefühl und Sehstörungen. Sie kam in katastrophalem Zustand zu uns: Sie konnte nicht mehr laufen, wirkte abgemagert und hatte Halluzinationen.

Auf der Intensivstation wurde sie von mir betreut. Die Natriumkonzentration im Blut war zu gering – ein Zeichen, dass die Nieren zu wenig Wasser ausscheiden. Dadurch werden Blutsalze wie Natrium gefährlich verdünnt. Ich vermutete, dass die Frau zu viel ADH im Blut hatte, ein Hormon, das Wasser im Körper zurückhält. Einige Arzneimittel, aber auch Tumoren erhöhen das ADH. Medikamente nehme sie nicht, sagte die Frau. Aber sie habe ein Schilddrüsenkarzinom und schwarzen Hautkrebs gehabt. War der Krebs nun zurückgekehrt? Doch im Blut fand sich kein Tumormarker, und auch in der Computertomografie und im Kernspin war nichts zu sehen.

Die Frau bekam zunächst Kochsalzinfusionen. Trotzdem sank ihr Natriumspiegel weiter ab. Daraufhin verschrieb ich Tabletten, die die ADH-Wirkung blockieren. Nach zehn Tagen normalisierte sich der Natriumwert – aber sonst ging es der Frau nicht besser.

Ich fragte noch einmal, ob sie nicht doch irgendetwas eingenommen habe. Na ja, sagte sie, sie nehme seit ein paar Monaten »solche ayurvedischen Pillen«, aber das seien nur Naturheilmittel. Ich begann im Internet nachzuforschen und las, dass viele ayurvedische Präparate neben Pflanzenbestandteilen auch Schwermetalle wie Quecksilber und Blei sowie Arsen oder Selen enthielten.

Wir untersuchten das Blut der Patientin auf Schwermetalle und fanden erhöhte Blei- und extrem hohe Quecksilberwerte. Wir begannen sofort mit einer Entgiftung mittels Infusionen, die die Ausscheidung der Metalle erleichtern – dreizehn Wochen lang dauerte das Prozedere. Der Ehemann brachte uns derweil diverse Klarsichttüten voller schwarzer, brauner und olivfarbener Kügelchen und Tabletten. Bei Analysen am Uni-Klinikum Eppendorf fanden sich darin reichlich Quecksilber und Blei. Am schlimmsten war eine Packung pechschwarzer Kügelchen: Sie bestanden zu fünfzig Prozent aus Quecksilbersalzen, und deren Konzentration lag mehr als 500 000-fach über geltenden Grenzwerten.

Im Gespräch stellte sich heraus, dass das Ehepaar vor mehr als vier Monaten zu einer Ayurveda-Kur nach Sri Lanka geflogen war: ein Wohlfühlprogramm mit Massagen, Ölgüssen und individuell zubereitetem Essen. Dort waren sie von einer deutschen Ayurveda-Heilerin betreut worden, die ihnen auch die Mittel verkauft hatte. Damit hatte sich die Patientin schleichend vergiftet. Als ich ihr das sagte, begann sie zu weinen. Sie hatte sich dort gut aufgehoben gefühlt und hatte der deutschen Therapeutin vertraut. Nun war sie wütend und verzweifelt.

Quecksilber greift das Nervensystem an – das erklärte, warum die Frau verwirrt war und sich kaum bewegen konnte. Was den Natriummangel ausgelöst hatte, ist unklar. Nach der Entgiftung musste die Patientin acht Wochen in eine neurologische Reha. Laufen und Rad fahren konnte sie erst nach einem Jahr wieder. Als wir den Fall publik machten, meldeten sich weitere Betroffene.

Wir ließen ihre Präparate untersuchen und fanden in mehr als der Hälfte aller Pillen Schwermetalle. Einige versuchten, die Hotels auf Sri Lanka zu verklagen: ohne Erfolg. Ayurveda gilt dort als anerkannt, den lukrativen Tourismus will niemand gefährden. Unsere Patientin traf sich sogar in Deutschland mit ihrer Ayurveda-Heilerin, die ihr nun »andere« Mittel empfahl. Auch sie wurde nie belangt.

Mich fasziniert, wie stark sich Menschen an alternative Therapien binden und seltsame Kügelchen schlucken, ohne den Inhalt zu kennen. Als Arzt frage ich heute bei unklaren Symptomen intensiver nach: Haben Sie nicht doch irgendwas genommen? Und ich empfehle: Machen Sie gern Ayurveda, genießen Sie das Essen und die Ölgüsse. Aber nehmen Sie nie, wirklich nie, die Präparate.

***Dr. Tobias Meyer** ist Chefarzt der Abteilung für Nephrologie an der Asklepios Klinik Barmbek in Hamburg.*

TRÜGERISCHES TRAINING

In der Notaufnahme klagt ein Triathlet über Brustschmerzen. Ein Arzt hält ihn für überanstrengt – bis der Sportler von seinen Eltern erzählt.

Von Dr. Jörg Carlsson
Aufgezeichnet von Lisa McMinn

Das Auffälligste an dem Patienten, der im vergangenen Sommer in unserer Notaufnahme erschien, war sein Outfit. Mit klackernden Schritten lief er durch die Tür, groß und muskulös, an seinen Füßen Klickpedal-Schuhe, die Oberschenkel in strammen Radlerhosen.

Er komme gerade von einer Radtour, erklärte der Mann meinem Kollegen. 120 Kilometer sei er gefahren, er trainiere für einen Triathlon. Nun klagte er über Schmerzen in der Brust. Ein dumpfer, drückender Schmerz, der in beide Arme ausstrahlte. Typische Anzeichen für einen Herzinfarkt, vermutete der junge Assistenzarzt. Er nahm dem Patienten Blut ab und verordnete ein EKG.

Im Blut des Patienten fand der Arzt eine erhöhte Konzentration Troponin. Das Protein wird freigesetzt, wenn Herzmuskelzellen absterben. Es dient als wichtiger Hinweis auf einen Herzinfarkt oder eine Entzündung der Herzmuskulatur. Normalerweise ist das Eiweiß im Blut kaum vorhanden.

Doch der Wert ist eben nur ein Hinweis – kein Beweis. Es gibt noch eine weitere Situation, in der Troponin im Blut erhöht sein kann: nach extremer körperlicher Anstrengung. Wenn im Sommer Tausende Marathonläufer durch unsere Stadt jagen, landen davon gewöhnlich einige in der Notaufnahme. Mit schmerzenden Körpern, mit Organen, die verrückt spielen – und eben häufig mit einem hohen Troponinwert im Blut. Woran das liegt? Die Gründe sind bislang unbekannt. Möglich wäre, dass Sport bei Überanstrengung zu einer Art winzigem Infarkt führt, den man nicht bemerkt. Die besagten Marathonläufer sind in der Regel überanstrengt, aber völlig gesund.

So wird es auch bei diesem Sportler sein, schloss mein Kollege nach einem Blick auf das EKG. Denn das sah unauffällig aus. Zwar pumpte das Herz langsam, aber mit 42 Schlägen pro Minute war die Frequenz bei dem gut trainierten 45-Jährigen kein Grund zur Sorge. Ein Infarkt, ausgelöst durch ein verstopftes Herzkranzgefäß, würde sich im EKG abbilden, so dachte der Kollege. Es war jedoch nichts zu sehen. Nach zwei Stunden schickte er den Patienten nach Hause. Die Ursache für den Schmerz hatte er nicht gefunden. Doch der Druck in der Brust hatte nachgelassen, und der Triathlet wollte rasch wieder gehen.

Zwei Monate später kam der Schmerz zurück, kräftiger und dumpfer als zuvor. Dieses Mal war der Mann zu Hause davon überrascht worden. Trainiert hatte er an diesem Tag nicht. Er konnte kaum noch aufstehen, jeder Atemzug schmerzte, und sein Oberkörper war wie betäubt. Er rief einen Rettungswagen. Noch im Wohnzimmer erstellten die Sanitäter ein EKG, und was sie darauf sahen, war eindeutig: Der Mann hatte einen Herzinfarkt erlitten. Sie brachten ihn direkt zu mir in die Klinik. Pfleger und Schwestern hoben ihn auf den Behandlungstisch. Während der Patient für die Herzkatheteruntersuchung vorbereitet wurde, fragte ich, ob Herzinfarkte in seiner Familie schon einmal vorgekommen seien. Sowohl die Mutter als auch der Vater hätten schon in jungen Jahren einen Herzinfarkt erlitten, sagte er. Er selbst habe vor fünf Jahren sein Leben komplett umgestellt. Vorher sei er übergewichtig gewesen, habe viel geraucht, und auch der Cholesterinwert sei erhöht gewesen.

Aus dem sportlichen Mann wurde plötzlich ein Risikopatient. Meine Kollegen in der Notaufnahme hatten sich von seinem

Erscheinungsbild täuschen lassen und den kleinen Herzinfarkt, den er damals erlitten haben muss, nicht erkannt. Sein hartes Fahrradtraining hatte den erhöhten Troponinwert einfach »weg erklärt«. Und das EKG war nicht sensibel genug gewesen – nicht alle Infarkte, vor allem nicht die kleinen, sind darauf sichtbar. Die Familiengeschichte zeichnete jetzt ein ganz anderes Bild.

Ich führte den Katheter, einen dünnen Plastikschlauch, durch die rechte Armarterie bis zu den Herzkranzgefäßen vor. Eines war völlig verschossen, zwei weitere waren verengt. Drei Stents, Röhrchen aus Metallgitter, wurden eingesetzt, um die Stellen zu weiten.

In diesem Fall hätte wohl kein technisches Gerät zur richtigen Diagnose geführt. Was half, waren die richtigen Fragen. Auch wenn es in der Notaufnahme hektisch zugeht, für die Geschichte eines Patienten und seiner Familie müssen wir Ärzte uns Zeit nehmen. Vom Triathlon riet ich dem Mann ab. Jetzt läuft er die Halbmarathon-Distanz.

Professor Dr. Jörg Carlsson *ist Kardiologe an der Medizinischen Klinik Länssjukhuset in Kalmar in Schweden.*

SCHATTEN IM BLICK

Eine Frau hat Sprechprobleme und ein Ekzem im Gesicht. Ein Arzt findet heraus, was ein Abend im Elternhaus Jahre zuvor damit zu tun hat.

Von Dr. Christian Peter Dogs
Aufgezeichnet von Nina Poelchau

Eine ausgesprochen gepflegte junge Frau kam zu mir in die Sprechstunde: Kostüm, Ohrringe, schicker Haarschnitt. Aber wie sah ihr Gesicht aus! Die fahle Haut war übersät mit Pickeln, die Augen blickten stumpf. Im Gespräch hatte sie Probleme bei der Wortfindung, sie wirkte extrem unsicher, ihre Ausstrahlung hatte etwas Verzweifeltes. Sie erzählte mir, sie habe vor einigen Jahren eine Schizophrenie attestiert bekommen. Sie nehme seither spezielle Medikamente, Neuroleptika. Und es gehe ihr unglaublich schlecht.

Ich vertiefte mich in die dicke Krankenakte und erfuhr: Als Achtzehnjährige hatte sie an einem Abend in ihrem Elternhaus nicht mehr aufhören können zu weinen, sie hatte extreme Angst, ja, Panikattacken gehabt – deshalb war sie in ein Krankenhaus gebracht und von den Ärzten in die Psychiatrie überwiesen worden. Aus den Berichten ging hervor, dass sie dort ihre Symptome hatte schildern sollen und gefragt worden war, ob sie irgendwelche unangenehmen merkwürdigen Wahrnehmungen hätte. In den Akten war von »Schatten an der Wand« die Rede, die die junge Frau halluziniere. Mir berichtete die Patientin, sie sei damals vollkommen verschreckt gewesen, und die Schatten, die die Vorhänge in dem Untersuchungszimmer geworfen hatten, habe sie als unheimlich empfunden – und das gesagt. Der Arzt hatte ihr eine »paranoide

Schizophrenie« attestiert und hochpotente Neuroleptika verordnet. Eine Schizophrenie ist eine der schwersten psychischen Erkrankungen. In den »produktiven Phasen« kann es zu Halluzinationen kommen.

Die Medikamente hatten anfangs durchaus angstlösend gewirkt – aber auch schwere Nebenwirkungen gehabt: Die Patientin hatte sich selbst nicht mehr gefühlt, hatte gezittert und nicht mehr richtig denken können. Sie war immer wieder aufgelöst durch die Straßen geirrt, hatte verwirrt gewirkt und deshalb viele Wochen in der stationären Psychiatrie und später in einer Tagesklinik verbracht.

Niemand hatte an der Diagnose gezweifelt. Niemand hatte überlegt, ob die Symptome von den Medikamenten hatten kommen können. Schließlich war auch noch ein manchmal stark juckendes Ekzem im Gesicht und am Oberkörper ausgebrochen. Trotz allem hatte die Frau es später irgendwie geschafft, eine kaufmännische Ausbildung zu absolvieren, und sogar einen Arbeitsplatz gefunden. Aber ihr Leben war extrem anstrengend gewesen.

Einmal hatte sie einen anderen Psychiater aufgesucht. Der bezweifelte, dass die Medikation passe, und empfahl ihr, herumzuprobieren, die Dosis zu verringern oder mal alles abzusetzen und abzuwarten, was passiere. Die Frau war damit jedoch überfordert. Denn bei der Einnahme solcher Arzneien, die massiv auf den Gehirnstoffwechsel wirken, brauchen Patienten professionelle Begleitung. Die plötzliche Reduzierung kann epileptische Anfälle oder schwere Absetzsymptome provozieren.

Ich fragte die Frau, was eigentlich damals, als das Ganze anfing, los gewesen sei. Sie erzählte mir, dass etwas für sie Schreckliches passiert sei. Ihre Eltern hätten mit einem Mal ständig Konflikte gehabt und an jenem Abend beschlossen, sich zu trennen. Sie sei zutiefst verzweifelt, richtig panisch gewesen. Die Eltern waren offenbar ganz mit sich selbst beschäftigt, sie konnten ihre Tochter nicht auffangen. Sie brachten das aufgelöste Mädchen ins Krankenhaus – und das Drama nahm seinen Lauf.

Unter meiner Behandlung hat die Frau die Neuroleptika über zehn Wochen »ausgeschlichen« – wir haben die Dosis nach und nach reduziert. Das Ekzem, das durch das Arzneimittel verursacht wurde, verschwand. Sie gewann ihre geistige Klarheit und Lebensfreude zurück. Für mich bestätigte sich meine Vermutung: Sie war an keiner Schizophrenie erkrankt, und es hatte nicht eine einzige »produktive Phase«, kein wahnhaftes Erleben, keinerlei Halluzinationen gegeben. Vielmehr war sie durch die Krise der Eltern überfordert gewesen. Ziemlich sicher hätten damals eine kurzfristige medikamentöse Intervention und eine Psychotherapie genügt, um sie zu stabilisieren.

Es gibt vieles, was sie jetzt verarbeiten muss, schlimme Situationen in der Psychiatrie gehören dazu. Zurzeit nimmt sie ein leichtes Medikament, das die Angst reduziert. Nur vorübergehend, bis sie wieder richtig in der Welt angekommen ist – da bin ich zuversichtlich.

***Dr. Christian Peter Dogs** ist niedergelassener Facharzt für Psychiatrie, Psychosomatische Medizin und Psychotherapie in Nonnenhorn bei Lindau.*

DER BLAUE DAUMEN

Der Finger eines Kindes schwillt auf die doppelte Größe an. Jahrelang weiß kein Arzt Rat – bis zu einer zufälligen Begegnung auf dem Spielplatz.

Von Dr. Jörg Seemann
Aufgezeichnet von Claudia Neumair

Als das pausbäckige, blonde Mädchen mit seiner Mutter zur Tür hereinkam, war es noch etwas ängstlich. Schließlich hatte Isabel in den vergangenen dreieinhalb Jahren keine guten Erfahrungen in Kliniken gemacht. Nun setzte die Familie all ihre Hoffnung in mich. Die Mutter begann zu erzählen.

Als Isabel zur Welt kam, schien alles in Ordnung. Lediglich im Nagelbett ihres rechten Daumens war ein kleiner bläulicher Fleck zu sehen. Die Ärzte gingen von einem Bluterguss aus, der bei der Geburt entstanden war. Kein Grund zur Sorge also. Doch kurz nach Isabels erstem Geburtstag begann sich der Fleck zu verändern. Von Tag zu Tag wurde er größer. Irgendwann war das ganze Nagelbett blau angelaufen. Dann schwoll auch noch der Daumen binnen weniger Wochen auf das Doppelte seiner Größe an und verfärbte sich blaulila. Häufig deutete das Kind auf den Finger und sagte »Aua«.

Isabels Mutter suchte Rat beim Kinderarzt. Doch der hatte so etwas noch nie gesehen. In der Hoffnung auf Antworten stellte er Fotos des Daumens im Internet in ein Ärzteportal und bat um Hilfe. Aber keiner wusste Rat. Die Mutter fuhr mit ihrer Tochter in vier verschiedene Kinderkliniken. Ein Arzt glaubte, es handele sich um ein Hämangiom – einen gutartigen Gefäßtumor, der sich meist von selbst zurückbildet. Ein anderer wollte es mit einem Präparat versuchen, das sich noch in der Erprobung befand. Absolut sicher war sich keiner. Die Mutter hörte auf ihr Bauchgefühl und lehnte alle Vorschläge ab. Auch Besuche bei Osteopathen und Heilpraktikern blieben ergebnislos.

Das Mädchen war inzwischen im Kindergarten. Mit der rechten Hand konnte es weder Malstift noch Löffel halten, Isabel musste auf links umschulen. Sie fragte die Mutter oft: »Kann man den Daumen nicht einfach abschneiden?« Die Hoffnung, dass sie geheilt wurde, schwand von Tag zu Tag.

Dann aber war die Lösung plötzlich ganz nah. Auf einem Spielplatz sprach eine fremde Frau Isabels Mutter auf den Daumen an. Sie äußerte den Verdacht, dass es dieselbe Krankheit sein könnte, an der ihre Tochter litt. Und sie erzählte, dass sie Hilfe bei meinen Kollegen und mir gefunden hatte.

Da Isabel und die Mutter in Süddeutschland wohnten, rund 700 Kilometer entfernt von unserem Zentrum für Vaskuläre Malformationen in Eberswalde, hatten wir zuerst nur telefonischen Kontakt. So wie die Mutter den Daumen beschrieb, war für uns schnell klar: Isabel musste an einer angeborenen Fehlbildung des venösen Gefäßsystems leiden. Die betroffenen Venen sind verformt, und es fehlt ihnen an Festigkeit, wodurch sich an der Stelle mit der Zeit immer mehr Blut ansammelt und der Bereich anschwillt. Vaskuläre Malformationen können im gesamten Körper auftreten. Allerdings sind sie sehr selten – auf 10 000 Menschen kommen eineinhalb Fälle. Daher ist es nicht verwunderlich, dass viele Ärzte die Krankheit nicht erkennen.

Isabels Mutter ließ sich unsere Ferndiagnose in einer Klinik in ihrer Nähe bestätigen. Doch obwohl die Krankheit nun einen Namen hatte, war der Leidensweg des Mädchens noch nicht zu Ende. Bei der darauffolgenden Operation wurden Fehler gemacht. Der Daumen platzte auf, es bildete sich Narbengewebe, und der Finger war noch dicker als zuvor. Die verzweifelte Mutter entschied sich, zu uns zu fahren.

Nachdem ich Isabel untersucht hatte, führte ich im Abstand von mehreren Monaten zweimal eine Sklerotherapie durch: Dabei spritzt der Arzt ein spezielles Präparat, das eine Entzündungsreaktion auslöst, in die fehlgebildeten Venen. Nach einer ersten kurzzeitigen Verschlechterung beginnt die Schwellung abzuklingen, weil sich die Gefäße verschließen.

Heute geht Isabel in die erste Klasse. Mit einer Schreibhilfe kann sie in ihrer rechten Hand einen Stift halten. Zwar wird die Krankheit das Mädchen weiter begleiten, und es muss wohl noch häufiger operiert werden, aber es wird ein schmerzfreies und normales Leben führen können. Dank einer zufälligen Begegnung auf dem Spielplatz.

Dr. Jörg Seemann *ist Chefarzt für Radiologie am Werner Forßmann Krankenhaus und Experte am Zentrum für Vasculäre Malformationen Eberswalde.*

MAHLZEIT!

Eine Frau leidet an Schwindelattacken und Übelkeit. Hat sie Migräne? Eine Ärztin findet die Ursache: Alles fing mit einem Stich an.

Von Dr. Ute Lepp
Aufgezeichnet von Beate Wagner

Bei einer Feier, nach ein paar Happen vom Käsebüfett, war es zum ersten Mal passiert. Das zweite Mal ereignete sich nach einer Bratwurst am Imbiss, das dritte Mal nach einem Kalbsbraten. Die Patientin, die in meiner Sprechstunde saß, erzählte mir von Situationen, in denen ihr Kreislauf verrücktgespielt hatte. Jeweils zwei Stunden nach den Mahlzeiten war ihr übel und schwindelig gewesen, sie wäre fast ohnmächtig geworden. Ein befreundeter Arzt vermutete, dass eine neu aufgetretene Migräne dahinterstecken könnte. Dass sich die Beschwerden nach den Mahlzeiten zeigten, hielt er für Zufall.

Als die Frau beim dritten Mal am ganzen Körper Blasen entdeckt hatte, kam sie zu mir. Ich tippte zuerst auf ein Nesselfieber. Diese allergische Hautreaktion zeigt sich mit Quaddeln, die Haut ist geschwollen, gerötet und juckt. Manchmal kommt es dabei auch zu Kreislaufproblemen. Was aber war der Auslöser? Ein Infekt? Ein neues Medikament? Hatten die akuten Situationen irgendetwas gemeinsam? Das Einzige, was der Patientin einfiel, waren die Mahlzeiten.

Ich erinnerte mich an einen früheren Fall: Damals war ich wissenschaftliche Mitarbeiterin eines Forschungsinstituts. Eine Patientin reagierte mehrmals auf den Verzehr von Schweinenieren mit Atemnot, Schwindel und Hautausschlag. Wir hegten den

Verdacht, dass sie eine Fleischallergie hatte – konnten das aber nie endgültig bestätigen. Heute ist mir klar, warum. Die zu der Zeit gängige Lehrmeinung war: Allergien werden nur durch Proteine, also Eiweißstrukturen, ausgelöst. Wir suchten bei dem damaligen Fall nach Eiweißen, die für die allergische Reaktion nach den Schweinenieren verantwortlich sein sollten. Das war falsch. Im Jahr 2009 zeigten amerikanische Wissenschaftler, dass es wirklich eine Fleischallergie gibt: Sie ist selten und wird durch eine spezielle Zuckerverbindung ausgelöst, kurz genannt Alpha-Gal.

Meine Patientin und ich sprachen die drei Situationen, in denen die Symptome aufgetreten waren, ganz genau durch. Es kam heraus: Vor dem Käsebüfett hatte sie Fleisch gegessen, und jedes Mal hatte sie Alkohol getrunken. Das konnte kein Zufall sein! Allergien treten meist nicht von einem Tag auf den anderen auf – sie entwickeln sich. Das erklärte, dass die Frau zuvor Fleisch ohne Beschwerden hatte essen können. Zudem treten Allergien häufig erst zutage, wenn noch andere Faktoren hinzukommen: etwa die Einnahme von Schmerzmitteln, körperliche Anstrengung oder Fieber. Bei der Patientin war es die Kombination Fleisch und Alkohol.

Es folgten diverse Allergietests: Die Frau reagierte empfindlich auf Katzen und Hausstaub – das hatte sie bislang nie wahrgenommen. Ein Hauttest auf Nahrungsmittel blieb unauffällig. Ein Bluttest dagegen ergab, dass sie Antikörper gegen den Zucker Alpha-Gal gebildet hatte – und gegen Milch. Wer war nun der Übeltäter: Milch oder Fleisch? Die Antwort fanden wir auf der »Allergiekonferenz Buxtehude«.

Einmal im Monat diskutieren hier Internisten, Hautärzte, Lungenexperten, Kinderärzte und Labormediziner schwierige Fälle. Die Ernährungsexpertin, die zuvor in meinem Auftrag ausführlich mit der Patientin gesprochen hatte, berichtete, dass die Frau jeden Tag Milch trank – ohne Beschwerden. Also musste es das Fleisch sein, auf das sie reagierte.

Die Entstehung einer Fleischallergie hat stets eine besondere Vorgeschichte: Es geht immer ein Zeckenstich voraus. Denn nicht nur in rotem Fleisch und Innereien ist der Zucker Alpha-Gal enthalten, sondern auch im Speichel von speziellen Zecken. In Europa ist wahrscheinlich die Gattung Ixodes ricinus für die Allergieauslösung verantwortlich. Bei einem Stich des Spinnentiers gelangt Alpha-Gal in das menschliche Blut. Bei einigen wenigen Menschen bildet das Immunsystem Antikörper gegen das fremde Molekül, der Organismus ist gegen Alpha-Gal sensibilisiert. Isst der Betroffene danach rotes Fleisch, reagiert sein Körper mit allergischen Symptomen.

Meine Patientin hatte sich den Zeckenstich wahrscheinlich unbemerkt bei der Gartenarbeit zugezogen. Seit sie die Ursache ihrer allergischen Schübe kennt, ist rotes Fleisch für sie tabu.

Dr. Ute Lepp *arbeitet als niedergelassene Internistin, Allergologin und Lungenexpertin in Buxtehude.*

GESCHENK DES HIMMELS

Eine junge Frau soll operiert werden. Bei einer Voruntersuchung macht ihre Gynäkologin eine wundersame Entdeckung.

Von Dr. Ursula Neubauer
Aufgezeichnet von Anika Geisler

Ein guter persönlicher Kontakt zu meinen Patientinnen ist mir wichtig. Oft mache ich mir am Computer Notizen in die Akte – als Erinnerungsstütze. Damit ich das nächste Mal weiß, worum es bei den Frauen im Leben gerade geht, oder was sie bewegt. Da steht dann: studiert Logopädie. Oder: hat sich gerade von ihrem Mann getrennt. Oder: geht als Au-pair nach Kanada.

Bei einer Patientin aber brauchte ich keine Notiz – sie wird mir auch so immer in Erinnerung bleiben. Erstens: weil ich total baff war. Zweitens: weil sie und ihr Mann sich so sehr gefreut haben. Und drittens: weil ich bei diesem Fall erlebt habe, dass in der Medizin manches nicht mit der üblichen Logik zu erklären ist.

Ich kannte die Frau nicht; sie war neu in unserer Praxis. Es gab nur von der telefonischen Anmeldung einen kurzen Eintrag in der Patientenakte: »Hymenalstenose, kommt zu uns zur OP-Beratung«. Das hieß übersetzt: Das Jungfernhäutchen war stark und intakt und nicht auf natürlichem Weg zu durchbrechen.

So ein Befund ist gar nicht so selten. Betroffene Teenager etwa erzählen mir oft im Erstgespräch, dass sie keine Tampons verwenden können. Einige bekommen starke Bauchschmerzen, wenn ihre Regel eintritt und das Blut nicht abfließen kann. Dann wird während eines operativen Eingriffs das verdickte Jungfernhäutchen in Narkose durchtrennt.

Diese Patientin aber gab ein komplett anderes Bild ab als die Jugendlichen, die ich sonst mit dem Befund behandele. Eine erwachsene Frau in buntem Kleid betrat das Untersuchungszimmer, vergnügt lächelnd, Hand in Hand mit ihrem Ehemann. Erst vor Kurzem war sie von weit her nach Deutschland gezogen. Ihr Mann, der seit vielen Jahren hierzulande lebte und arbeitete, übersetzte für sie.

Mit der Periode habe sie nie Probleme gehabt, sagte sie. Nur mit dem Sex sei es schwierig. Seit sie verheiratet sei, habe sie Geschlechtsverkehr, aber der klappe irgendwie nicht richtig. Eine andere Frauenärztin habe bereits eine Diagnose gestellt und ihr wegen des nicht zu durchtrennenden Jungfernhäutchens zu einer Operation in unserer Praxis geraten. Aber nun sei etwas dazwischengekommen. Sie lachte ihren Mann an. Der sagte: »Die Periode ist ausgeblieben, und der Schwangerschaftstest aus der Apotheke ist positiv.«

Ich wunderte mich und bat die Patientin, auf dem Untersuchungsstuhl Platz zu nehmen. Ihr Mann setzte sich an das Kopfende. Ich schaute, versuchte, mich voranzutasten, aber bekam nicht einmal die Kuppe meines Fingers in die Vagina. Dann probierte ich es vorsichtig mit einem Wattestäbchen. Dabei stieß ich immer wieder gegen ein sehr festes Jungfernhäutchen. Lediglich eine winzige Öffnung entdeckte ich darin, etwa vier Millimeter groß. Klare Sache: Die Patientin war Jungfrau.

Danach machte ich einen Ultraschall über die Bauchdecke. Und war vollkommen verblüfft: Tatsächlich sah ich einen winzigen, dunklen Punkt auf dem Monitor. Das war die Fruchthöhle in der Gebärmutter. Die Frau war in der fünften Woche schwanger.

Ein paar Sekunden lang war ich sprachlos. So etwas hatte ich noch nie erlebt. Dann sagte ich dem Paar, dass ihr Test aus der Apotheke recht gehabt hatte. Die beiden umarmten sich lachend, und ich freute mich mit ihnen. Klassischen Geschlechtsverkehr konnten sie bei diesem anatomischen Befund nicht gehabt haben. Die Spermien des Mannes hatten sich wohl ihren Weg über eine lange Strecke gebahnt: von der Haut an der Scheide seiner Frau bis zum Eileiter im Inneren. Nachdem ich das Paar verabschiedet hatte, besprach ich mich mit meinen Kollegen, noch immer erstaunt: Ich hatte offenbar zum ersten Mal eine jungfräuliche Empfängnis gesehen.

Etwa acht Monate später kam das Baby per Kaiserschnitt zur Welt. Danach bin ich der kleinen Familie noch einmal begegnet, als wir in meiner Sprechstunde über den OP-Termin für die Durchtrennung des Jungfernhäutchens redeten. Dieses letzte Treffen habe ich immer noch vor Augen: Es war schön zu erleben, wie glücklich die jungen Eltern waren.

***Dr. Ursula Neubauer** arbeitet als Frauenärztin in der Gynäkologischen Praxisklinik Harburger Ring in Hamburg.*

SCHMERZHAFTER UNSINN

Ein Student hat seit Langem Bauchweh. Schließlich findet ein Arzt heraus, was viele Jahre zuvor bei einer Party passiert war.

Von Professor Dr. Siegfried Ernst Miederer
Aufgezeichnet von Daniel Sippel

Alkohol schädigt unseren Körper, das ist allgemein bekannt. Doch dass eine durchzechte Nacht noch vier Jahre später Qualen verursacht, ist ungewöhnlich. Meinen Patienten lernte ich nach einer Vorlesung kennen, die ich in den 70er Jahren zum Thema Magen-Darm-Beschwerden an der Universität Bonn hielt. Seine Kommilitonen verließen schon den Saal, daher erzählte mir der Student ganz offen von seinem Problem: Ein seltsamer Druck im Magen plagte ihn – schon seit seiner Oberstufenzeit in der Schule litt er darunter. Der junge Mann hatte damals seinen Hausarzt aufgesucht, der hatte auf einen Reizmagen getippt: Immerhin habe der Patient gerade viel Stress wegen der Abiturprüfungen.

Doch nach den Abiturklausuren, als er schon Medizin studierte, hatte der Magen mehr geschmerzt als zuvor. Der nächste Besuch beim Hausarzt löste das Problem immer noch nicht. Der Mediziner erklärte die andauernden Schmerzen mit dem Stress an der Universität. Röntgen wollte der Arzt seinen Patienten nicht, um die Belastung durch schädliche Strahlen zu vermeiden. Seine Diagnose blieb unverändert: ehrgeiziger Student mit nervösem Magen. Dem Patienten half das nicht, die Magenschmerzen verschlimmerten sich nach und nach.

In dieser verzweifelten Lage suchte der Student also Rat bei mir, seinem Professor. Während meiner Vorlesung hatte er aufmerksam zugehört: Besonders interessiert hatten ihn meine Erklärungen zur Endoskopie. Damals, in den 70er Jahren, war dieses Verfahren sehr jung. Wir führten einen acht Millimeter dicken Schlauch durch die Speiseröhre bis hinunter in den Magen. Dank einer Glasfiberoptik konnten wir vergleichsweise elegant Tumore oder Magengeschwüre entdecken. Der Student mutmaßte, dass ihn ein solches Geschwür plagte. Er fragte mich also, ob ich ihn endoskopisch untersuchen würde. Ich willigte ein und vereinbarte mit ihm einen Termin zur Magenspiegelung.

Im Behandlungszimmer erkundete ich ein paar Tage später mit dem Endoskop seinen Magen. Jeden Winkel untersuchte ich, bis ich stutzte: Durch das Okular erspähte ich einen Gegenstand, etwa zehn Zentimeter lang. Er sah aus wie ein kleines Lineal, hatte Löcher und ausgefranste Ränder – das Teil machte einen zerbrechlichen Eindruck. Vorsichtig versuchte ich, das Ding mit einer kleinen Drahtschlinge aus den Untiefen des Magens zu heben.

Als ich es endlich in den Händen hielt, wurde ich an Fundstücke aus der Frühzeit erinnert. Es war aus Metall, doch die Magensäure hatte jahrelang daran genagt und es schwarz werden lassen. Ich rätselte, was der Student verschluckt haben könnte. Das Teil erinnerte mich an einen Löffelstiel. Als er wieder aus der leichten Narkose erwachte, hielt ich ihm das dunkle Etwas vor das Gesicht: »Das habe ich in Ihrem Magen gefunden!«

Einige Sekunden brauchte er, um zu realisieren, was da vor ihm baumelte. Dann lachte er los. »Es stimmt also doch, dass ich einen Löffelstiel verschluckt habe!« Offenbar war das Missgeschick auf einer Party während seiner Schulzeit passiert: Ausreichend betrunken schluckte er einen Löffelstiel. Seine Freunde versuchten später, ihn davon zu überzeugen, doch er glaubte ihnen kein Wort. Nun, da er den Beweis in den Händen hielt, bereute er seine Zweifel an der absurden Geschichte.

Ich bat den Mann, mir den Stiel zu überlassen. Er tat mir den

Gefallen. Im Laufe meines Arbeitslebens sammelte ich auf diese Weise fast 150 Gegenstände, die Menschen verschluckt hatten. Die meisten dieser Kugelschreiberminen, Sicherheitsnadeln und Rasierklingen gelangten jedoch nicht aus Versehen in den Magen. Oft waren meine Patienten Häftlinge. Sie hofften durch das absichtliche Schlucken harter Gegenstände auf »Ausgang« – einen zweiwöchigen Klinikurlaub mit Krankenschwesterbetreuung.

Mein Student praktizierte später selbst als Gastroenterologe. Er hatte damals doppelt Glück. Leicht hätte sich der Löffelstiel verkanten und die Magenwand durchbohren können. Das blieb ihm erspart, genau wie eine hässliche Narbe – noch wenige Jahre zuvor hätten Ärzte seinen Bauch aufgeschnitten, um das Metallteil zu bergen. Aber wir wussten zu der Zeit schon: Was durch die Speiseröhre runtergeht, können wir auf dem Weg auch wieder herausbekommen.

Professor Dr. Siegfried Ernst Miederer *ist ehemaliger Leiter der Gastroenterologischen Abteilung des Universitätsklinikums Bonn. Welche unterschiedlichen Gegenstände er in seinen Berufsjahren Patienten aus dem Leib gezogen hat, beschreibt er in seinem Buch* Arme Schlucker.

LÄRM IN DER NACHT

Ein Mann ist depressiv, die Medikamente schlagen nicht an. Ein Nachbar, der nicht schlafen kann, bringt den Arzt auf die richtige Spur.

Von Dr. Gernot Langs
Aufgezeichnet von Beate Wagner

Der Mann, Mitte sechzig, war in unsere psychosomatische Klinik überwiesen worden, weil seine Therapie mit antidepressiven Medikamenten nicht anschlug. Seine Schwermut hatte begonnen, nachdem er einen Herzinfarkt und zwei Schlaganfälle erlitten hatte. Der zweite Schlaganfall lag ein halbes Jahr zurück. Seit dem Aufenthalt in der neurologischen Klinik war er zunehmend reizbar und impulsiv geworden. Er hatte keine Freude mehr, schlief schlecht, war unkonzentriert. Zudem grübelte er wie nie zuvor in seinem Leben und aß ständig. Der Patient war schon seit Jahren übergewichtig und nahm Tabletten gegen Bluthochdruck.

Es deutete alles darauf hin, dass seine Niedergeschlagenheit von dem Schlaganfall herrührte. Mediziner sprechen dann von einer »Post-Stroke-Depression«. Studien zeigen, dass fast jeder dritte Schlaganfallpatient solch eine Depression bekommt. Unklar ist, wie sie genau entsteht: Ist sie die Folge einer Sauerstoffunterversorgung während des Infarkts? Oder verändern die Gehirnschäden das Gefühlsleben? Häufig werden Schlaganfallpatienten auch durch den plötzlichen Verlust ihrer Selbstständigkeit depressiv.

Die Neurologen verschrieben ihm Antidepressiva und empfahlen eine ambulante Weiterbehandlung. Doch die Medikamente brachten auch nach Wochen keine Linderung der Symptome. Nun saß er zur Abklärung vor mir, noch immer gerädert und unzufrieden. Ich ließ mir die Krankengeschichte genau erzählen, las die Akten und bestimmte den Wirkspiegel der Antidepressiva im Blut – alles ohne Auffälligkeiten.

Ich war skeptisch, ob die Diagnose Depression stimmte. Zwar passte seine medizinische Vorgeschichte mit Herzinfarkt und Schlaganfällen dazu. Und auch privat hatte der Patient vor Kurzem Eheprobleme und Schwierigkeiten mit seiner Firma verkraften müssen. Dagegen sprach aber seine Persönlichkeitsstruktur: Der Mann war jahrelang erfolgreicher Unternehmer gewesen, ein »Macher-Typ«, der Probleme immer direkt angepackt hatte. Nie hatte er in einer psychisch labilen Phase gesteckt.

Ich nahm ihn stationär auf und diskutierte mit meinen Kollegen, ob wir die Medikamente umstellen sollten. Doch dann geschah etwas, was der Krankengeschichte eine plötzliche Wendung gab: Ein anderer Patient beschwerte sich darüber, dass nachts jemand in einem der Nachbarzimmer sehr laut schnarchte. Wir postierten eine Nachtwache auf dem Stationsflur – der Mitpatient hatte recht: Extrem laute Schnarchgeräusche drangen aus dem Zimmer meines Patienten. Als ich ihn am nächsten Tag darauf ansprach, bestätigte er, dass er »manchmal etwas schnarche«. Danach gefragt hatte ihn noch nie jemand.

Mir kam eine Idee: Rührten seine Beschwerden gar nicht von einer klassischen Depression, sondern waren sie vielmehr Folge eines Schlafapnoe-Syndroms? Schlafapnoe bedeutet: vorübergehender Atemstillstand im Schlaf. Ab dem 65. Lebensjahr ist hierzulande fast jeder Zweite betroffen, vor allem Männer. Neben Alter und Geschlecht zählen zu weiteren Risiken: Übergewicht, Rauchen und bestimmte Tabletten. Die nächtlichen Atemaussetzer machen tagsüber extrem müde, vergesslich, schlecht gelaunt und mindern die Konzentration. Die Schlafapnoe kann sogar lebensbedrohlich sein. Denn durch die Atemstillstände – wenn die Zunge und das erschlaffte Gaumensegel kurzzeitig die Luftröhre verschließen – wird das Gehirn nicht mehr ausreichend mit Sauerstoff versorgt.

Ich schickte den Mann in unser Schlaflabor, und mein Verdacht wurde bestätigt. Der Patient erhielt eine CPAP-Maske, die die Atemwege während des Schlafens durch leichten Überdruck offen hält. Schon nach der zweiten Nacht mit der Maske fühlte sich der Mann deutlich besser. Er hatte also unter einem organisch bedingten Sauerstoffmangel im Gehirn gelitten, aus dem die schwere depressive Verstimmung entstanden war. Nach einer Woche entließen wir ihn, wie ausgewechselt und beschwerdefrei. Die Maske soll er seither auch zu Hause beim Schlafen tragen.

Diese Krankengeschichte hat mir einmal mehr gezeigt, dass man als Arzt immer sehr genau hinschauen muss. Denn obwohl der Patient mehrere Risikofaktoren aufwies, hatte keiner zuvor an eine Schlafapnoe gedacht. Wir haben den vorbehandelnden Kollegen eine Rückmeldung gegeben. Sie waren dankbar dafür und froh über die Auflösung des Falles.

***Dr. Gernot Langs** ist Chefarzt der Schön Klinik Bad Bramstedt.*

GRENZERFAHRUNG

Die Haut eines Babys färbt sich plötzlich rot – aber nur auf einer Körperseite. Ein Kinderarzt findet heraus, warum dieser Schockmoment einmalig ist.

Von Professor Dr. Joseph Lam
Aufgezeichnet von Astrid Viciano

Meine Frau war sehr verängstigt, als sie mich rief und bat, schnell unser Baby anzusehen. Das passierte am 27. Februar 2009: Unsere Tochter war vor fünf Tagen auf die Welt gekommen.

Da ich Elternzeit genommen hatte, war ich zu Hause und nicht in der Klinik, wo ich als Kinderarzt arbeitete.

Als ich ins Zimmer kam, erzählte mir meine Frau aufgeregt, dass unser Kind soeben dunkelrot angelaufen war. Tatsächlich: Das Baby hatte vom Gesicht bis zu den Fußspitzen eine tiefrote Farbe angenommen. Erstaunlicherweise beschränkte sich das Rot auf die rechte Körperseite, auf der linken Hälfte war die Haut hell geblieben. Als hätte ein Künstler mit einem Pinsel präzise die rechte Körperhälfte angemalt, so scharf war die Abgrenzung zwischen der blassen und der geröteten Körperseite. Ansonsten sah ich keine Auffälligkeiten: Unsere Tochter schlief tief und fest und sah dabei sehr zufrieden aus.

Ich versuchte, Ruhe zu bewahren. Die Schwangerschaft und auch die Geburt waren ohne Probleme verlaufen. Rasch ging ich im Geiste die möglichen Ursachen für die ungewöhnliche Hautveränderung durch. Ein Feuermal kam infrage – diese Fehlbildung der feinen Blutgefäße der Haut kann zu großflächigen Verfärbungen führen. Es kommt zum Beispiel beim sogenannten Sturge-

Weber-Syndrom vor, bei dem die Patienten gleichzeitig an einem erhöhten Augeninnendruck sowie epileptischen Anfällen leiden. War unser Mädchen also schwer krank? Ich zweifelte, denn die Hautveränderungen eines Feuermals sind stets direkt nach der Geburt zu sehen. Bei unserer Tochter jedoch hatte sich die dunkelrote Farbe ja erst am fünften Lebenstag innerhalb von Minuten entwickelt.

Mir fiel noch ein Blutschwamm – ein sogenanntes Hämangiom – als mögliche Diagnose ein. Ausgedehnte Blutschwämme können sehr selten mit Hirnfehlbildungen in der hinteren Schädelgrube einhergehen, mit Herzfehlern und Augenanomalien. Doch auch diese Ursache konnte ich schnell ausschließen. Zwar können Blutschwämme erst einige Zeit nach der Geburt entstehen. Doch wachsen sie rasch in die Höhe und bilden eine ungleichmäßige, knotige Oberfläche. Die Haut unserer Tochter dagegen war zart und glatt. Worunter also litt sie?

Ich dachte an die Vorlesungen, die ich manchmal vor unseren Studenten oder Assistenzärzten an der Klinik der University of British Columbia halte. Dabei geht es um Veränderungen, die nach der Geburt auftreten können – Symptome, die sehr alarmierend erscheinen, jedoch völlig harmlos sind. Oft hatte ich dort auch die Harlekin-Verfärbung erwähnt – ein merkwürdiges Phänomen, das ich selbst noch nie in der Klinik gesehen hatte. Ich wusste, dass schätzungsweise zehn Prozent aller Neugeborenen an diesem Harlekin-Phänomen leiden, dass es ein Anzeichen für ein noch nicht voll funktionierendes Blutgefäßsystem ist. Typischerweise tritt es dann auf, wenn die Kinder auf der Seite liegen – und die dem Boden nähere Körperhälfte dunkelrot anläuft. Das vegetative Nervensystem des Körpers ist vermutlich noch nicht weit genug entwickelt, dass es die Blutgefäße auf der unten liegenden Körperhälfte eng stellen kann, um die Ansammlung des Blutes und damit die Rotfärbung auf dieser Seite zu verhindern.

Andere Babys mit einem noch nicht ausgereiften Blutgefäßsystem zeigen zum Beispiel bei Kälte eine Marmorhaut. Dabei bildet sich ein rötlich-blaues Netz in der Haut, weil sich die Blutgefäße weit stellen. Und wieder andere werden mit einem sogenannten Storchenbiss, also einem roten Fleck an Stirn oder Nacken geboren – ebenfalls ein Zeichen für eine mangelnde Reifung der Blutgefäße.

All diese Phänomene verschwinden allmählich ganz von allein – die meisten davon im ersten Lebensjahr, die Harlekin-Verfärbung dagegen schon innerhalb von dreißig Sekunden bis zwanzig Minuten. Ich erzählte meiner Frau von meinem Verdacht und beschloss, ein paar Minuten abzuwarten.

Rasch fertigte ich noch ein Foto des seltsamen Phänomens an. Und tatsächlich: Nach nur fünf Minuten nahm die Haut unserer Tochter wieder ihre natürliche Farbe an. Meine Frau war beruhigt, als ich ihr sagte, dass die Rötung nicht mehr wiederkehren würde. Weitere Untersuchungen waren nicht nötig. Heute ist unsere Tochter sechs Jahre alt und gesund und munter.

***Professor Dr. Joseph Lam** arbeitet in der Abteilung für Kinderheilkunde an der medizinischen Fakultät der University of British Columbia in Vancouver in Kanada.*

AUSSETZER FÜR SEKUNDEN

Ein Rettungsassistent wird mehrfach kurz bewusstlos, danach ist er wieder topfit. Ein Kollege findet heraus, was ihn außer Gefecht setzt.

Von Dr. Ulrich Wuttke
Aufgezeichnet von Constanze Löffler

Das Bild habe ich heute noch vor Augen: Wir waren für einen Notarzteinsatz zu einem Mann gerufen worden. Ich untersuchte ihn gerade, als der Rettungsassistent, der mir zur Hand ging, neben mir bewusstlos wurde. Kurz zuvor hatte er noch gemurmelt, dass ihm unwohl sei. Wenige Sekunden später war er wieder voll da. Nicht jede Bewusstlosigkeit ist Anlass zur Sorge, eine häufige Ursache ist »Orthostase«: Das Blut sackt in die Beine, weil Schmerz, Schreck oder langes Stehen die Gefäße erweitern. Das Gehirn bekommt nicht genug Sauerstoff, und der Betroffene kippt um. Im Liegen fließt das Blut zurück in den Kopf, der Mensch erwacht wieder.

Der Kollege war jedoch früher schon einmal zu Hause bewusstlos geworden. Damals hatte ihn ein Rettungswagen in unsere Klinik gebracht. Seine Angehörigen hatten beobachtet, wie sich seine Muskeln verkrampft hatten. Ein epileptischer Anfall? Wiederholte Bewusstlosigkeit hat oft einen neurologischen Grund wie etwa einen Krampfanfall oder eine Blutung im Gehirn. Oder das Herz steckt dahinter. Seltener sind Störungen des Elektrolythaushaltes, ein zu niedriger Blutzucker oder psychische Gründe die Ursache.

Die Neurologen hatten die Hirnströme gemessen, um zu überprüfen, ob er an einer Epilepsie litt. Und sie hatten eine Computertomografie angefertigt, um Blutungen und strukturelle Veränderungen des Gehirns auszuschließen. Beide Untersuchungen waren unauffällig gewesen.

Zwei Jahre danach war der Sanitäter erneut zu Hause bewusstlos geworden. Wieder war er in unsere Klinik gekommen. Dieses Mal war auch sein Herz untersucht worden. Ein Herz-Ultraschall und ein 24-Stunden-EKG hatten keine auffälligen Befunde erbracht. Die Neurologen waren wieder einer möglichen Epilepsie nachgegangen und hatten den Kollegen für ein paar Tage in eine Spezialklinik geschickt. Hier hatte er nicht schlafen dürfen, hatte hungern müssen und war mit grellem Licht geblendet worden – der Stress hatte einen epileptischen Anfall provozieren sollen. Nichts dergleichen war geschehen.

Nun passierte das dritte Ereignis in meinem Beisein. Ich klippte dem Kollegen sofort ein Pulsoximeter an den Finger: Es zeigt die Herzfrequenz und den Sauerstoffgehalt des Blutes an. Der Mann berappelte sich sofort wieder. Wir wollten gerade die Wohnung des Notfallpatienten verlassen, als der Kollege erneut wegsackte. Eine halbe Minute später kam er wieder zu sich. Auf dem Oximeter sah ich, dass sein Herz nur noch vierzigmal pro Minute schlug. Die normale Frequenz ist fast doppelt so hoch. Ich zweifelte an einer möglichen Epilepsie. Ein epileptischer Anfall ist Schwerstarbeit für das Gehirn, sodass die Betroffenen danach völlig erschöpft und für eine Weile wie in Trance sind. Dieser Patient aber fand sich sofort wieder zurecht. Dafür war seine Herzfrequenz auffällig niedrig gewesen. Beides sprach für eine Herzrhythmusstörung.

Ich schlug ihm vor, sich einen »Event-Recorder« einsetzen zu lassen. Der Chip wird auf Herzhöhe unter der Haut positioniert. Dort zeichnet er über Jahre ein Dauer-EKG auf. Die Daten werden per Funk in die Klinik gesendet, wo wir sie uns anschauen. Kurz darauf setzten wir ihm das Gerät ein.

Es dauerte sechs Monate, bis bei der morgendlichen Durchsicht der Daten der Name des Kollegen warnend aufblinkte. Wir sahen, dass der Mann in der Nacht einen »Sinusarrest« gehabt hatte, kurz »SA-Block«. Dabei fällt der Taktgeber des Herzens aus: der Sinusknoten, der im Bereich des rechten Vorhofs liegt. Bis sein Ersatz anspringt, steht das Herz still, sodass der Patient bewusstlos wird. Ein stellvertretender Taktgeber, der »AV-Knoten«, liegt zwischen den Vorhöfen und den Kammern – und schlägt mit einer wesentlich niedrigeren Frequenz. Genau das hatte ich bei unserem gemeinsamen Einsatz erlebt.

Nun war die Diagnose klar: Der Mann hatte eine Herzrhythmusstörung. Solch ein SA-Block ist häufig und bei Menschen, deren Herz ansonsten gesund ist, meist harmlos. Selten führt er zu Bewusstlosigkeit. Patienten, denen das dennoch passiert, wird ein Herzschrittmacher eingesetzt. Auch der Kollege bekam einen solchen implantiert. Seitdem fahren wir regelmäßig gemeinsame Rettungseinsätze – ohne besondere Zwischenfälle.

***Dr. Ulrich Wuttke** ist Internist und Notarzt an der Medizinischen Klinik I, Schwerpunkt Kardiologie, in der Klinik Nauen.*

EIN UNHEILVOLLES SOUVENIR

Ein Mädchen leidet unter krampfartigen Bauchschmerzen und Herzrasen – die Ursache ist unklar. Schließlich bringen auffällige Blutzellen die Ärzte auf die richtige Spur: Die Familie hat aus dem Urlaub ein giftiges Andenken mitgebracht.

Von Professor Dr. Sophie Brunner-Ziegler
Aufgezeichnet von Astrid Viciano

Als ich vor vielen Jahren für einige Monate in der Abteilung für Arbeitsmedizin der Medizinischen Universität Wien tätig war, lernte ich dort eine sechzehnjährige Patientin kennen, die mir bis heute in Erinnerung geblieben ist. Das Mädchen war von kleiner, zarter Statur, und mir fiel sofort auf, wie blass es war. Es sprach sehr leise und wirkte schwer krank.

Vier Monate zuvor war die junge Frau mit krampfartigen Bauchschmerzen in die Notfallambulanz unserer Klinik gekommen. Seither hatten sie Kollegen verschiedener Abteilungen untersucht. Zunächst hatten die Magen-Darm-Spezialisten geprüft, ob irgendeine Form einer Darmerkrankung – wie zum Beispiel eine Blinddarmentzündung – vorlag. Dieser Verdacht ließ sich jedoch nicht bestätigen.

Im Laufe der Wochen entwickelte die Patientin Bluthochdruck und litt unter Herzrasen. Die Herzspezialisten konnten jedoch keine Hinweise auf ein Herzleiden finden – weder im Elektrokardiogramm noch im Ultraschall. Und während die Kollegen noch nach der Ursache für die Beschwerden suchten, verschlechterte sich der Zustand des Mädchens rapide: Es nahm zehn Kilogramm ab und verlor zusehends an Kraft.

Im Rahmen einer speziellen Blutanalyse stellte ein Kollege schließlich fest, dass die roten Blutkörperchen der Patientin dunkel gepunktet waren. Was hatte das zu bedeuten? Als Ursache für das seltsame Muster kamen zum Beispiel genetisch bedingte Erkrankungen des blutbildenden Systems infrage. Oder aber eine Bleivergiftung. Tatsächlich war bei der Patientin die Konzentration dieses gefährlichen Schwermetalls mit 91 Mikrogramm pro Deziliter Blut sehr hoch. Blei hemmt vor allem die Blutbildung – das hat zur Folge, dass der Körper mit zu wenig Sauerstoff versorgt wird.

Doch wie hatte sich der Teenager vergiftet? Das sollten wir Ärzte an der Abteilung für Arbeitsmedizin nun herausfinden. Wir vermuteten zunächst, dass das Leitungswasser, das die Familie trank, mit Blei belastet sein könnte. Noch am selben Tag brachten die Eltern des Mädchens Proben aus der Wasserleitung ihrer Wohnung mit; doch darin war kein Blei zu finden.

Wir nahmen allen Mitgliedern der Familie Blut ab – dem Vater, der Mutter, dem Bruder. Doch nur der Bruder hatte leicht erhöhte Bleiwerte, die der Eltern waren völlig normal. Was konnte das bedeuten? Wir beschlossen, die Familie genau nach ihren Ernährungsgewohnheiten zu befragen. Gab es etwas, was nur die Kinder aßen? Die Eltern verneinten. Gab es etwas, was die Tochter besonders gern trank? Ja, Zitronentee, sagten die Eltern. Ein Tee, den sie immer in einem besonderen Tonkrug servierten.

Der Krug war ein hellbrauner Behälter mit Glasur, den sie im Jahr zuvor aus dem Urlaub in der Slowakei mitgebracht hatten. Morgens füllte die Mutter den gezuckerten Tee in das Gefäß, daraus konnten sich die Kinder den ganzen Tag lang bedienen. Und die Tochter trank den Tee besonders gern, etwa zwei Liter täglich. Wir wurden hellhörig und ließen die Eltern den Krug in die Klinik bringen.

Der Behälter wurde in unserem Labor untersucht. Verblüfft stellten wir fest, dass sich aus der Glasur langsam Blei löste, vermutlich durch die Säure des Zitronentees. Für das Auge unsichtbar, hatte sich das gefährliche Metall stetig in das Getränk gemischt und das Mädchen nach und nach vergiftet.

Als wir den Eltern unseren Fund mitteilten, waren sie sehr erleichtert. Endlich wussten sie, woran das Mädchen seit Monaten litt. Wir begannen sofort eine Therapie mit einem Chelatbildner. Das ist ein Stoff, der das Blei aus dem Blut bindet; anschließend wird die Verbindung beider Substanzen über den Urin ausgeschieden. Drei Tage lang erhielt die Patientin die Infusionen, dann war die Bleikonzentration bereits drastisch gesunken.

Schon bald nach der Entlassung hatten sich die Blutwerte wieder völlig normalisiert. Und das Mädchen hatte seine Lebensfreude zurückgewonnen.

Professor Dr. Sophie Brunner-Ziegler *ist Fachärztin für Innere Medizin und arbeitet in der Klinischen Abteilung für Angiologie an der Medizinischen Universität Wien in Österreich.*

WASSER MARSCH!

Ein Mann läuft in Trippelschritten und wird vergesslich. Hat er Parkinson oder Alzheimer? Schließlich therapiert ihn ein Neurochirurg mithilfe eines Schlauchs.

Von Professor Dr. Uwe Kehler
Aufgezeichnet von Anika Geisler

Als der 79-Jährige mein Sprechzimmer betrat, wurde er von Sohn und Ehefrau gestützt. Sein Gang war auffällig: Er schob die Füße in kleinen Schritten flach über den Boden. Im Gespräch war der Rentner sehr wortkarg und antwortete verzögert. Seit einem Jahr werde der Gesundheitszustand ihres Mannes schlechter, erzählte die Ehefrau. Ihm sei oft schwindelig, er stürze vermehrt und halte sich beim Gehen in der Wohnung meist irgendwo fest. Der Hausarzt hatte anfangs darauf getippt, dass wegen einer Zuckerkrankheit die Nerven in den Füßen nicht mehr richtig funktionierten und die Gangschwierigkeiten daher kämen.

Als die Gehprobleme und der Schwindel weiter zugenommen hatten, war der Mann zur Abklärung in eine Klinik nahe seinem Wohnort gekommen. Die Ärzte hatten geprüft, ob die Symptome von einem Schlaganfall oder einer Kreislauf-Regulationsstörung herrührten und ob der Patient an Parkinson leide, einer Nervenkrankheit, bei der die Betroffenen oft mit trippelnden Schritten laufen. Doch die Tests hatten nichts Eindeutiges ergeben.

Dann merkten die Angehörigen, dass sich das Sprechen des Mannes, der immer ein aufgeweckter Gesprächspartner gewesen war, veränderte: Er sprach weniger, suchte häufiger nach der richtigen Bezeichnung und verwechselte Sachen. Die Mediziner tippten auf beginnenden Alzheimer und meinten, da könne man nichts machen, am besten suche die Ehefrau ein geeignetes Heim.

Doch damit wollte sie sich nicht so schnell abfinden. Sie recherchierte und stieß auf einen Fachartikel von mir. Nun war die Familie angereist, um meine Meinung zu hören. Die Diagnose Alzheimer hielt ich eher für unwahrscheinlich, da die Betroffenen oftmals redselig sind. Ich fragte nach weiteren Auffälligkeiten. Es kam heraus, dass der Mann es seit Kurzem manchmal nicht mehr rechtzeitig ins Bad schaffte, so plötzlich müsse er auf die Toilette. Der Fachbegriff dafür ist »imperativer Harndrang«. Ich erklärte den Angehörigen, dass die Kombination der drei Symptome – Gangveränderung, geistige Einbußen und Blasenstörung – typisch für eine spezielle Krankheit sei. Doch um den Verdacht zu bestätigen, musste ich noch weitere Untersuchungen durchführen. Auf den mitgebrachten Kernspin-Aufnahmen sah ich, dass die Flüssigkeitsräume im Gehirn erweitert waren. Aber das war noch kein spezifisches Zeichen für die vermutete Erkrankung.

Auf der Station entnahm ich dem Mann Nervenflüssigkeit mittels einer Kanüle, die ich in den unteren Rückenmarkkanal stach. Dieser »Liquor-Ablasstest« sollte zeigen, ob mein Verdacht richtig war. Und tatsächlich: Als ich den Patienten ein paar Stunden danach bat, den Flur entlangzulaufen, machte er deutlich größere Schritte und hob die Füße vom Boden.

Das war der Beweis: Der Patient hatte einen »Normaldruck-Hydrocephalus«. Schätzungsweise 800 000 ältere Menschen in Deutschland leiden an dieser Krankheit des Gehirns. Nur ein Bruchteil davon wird allerdings richtig diagnostiziert und behandelt. Viele erhalten Fehldiagnosen wie Alzheimer oder Parkinson.

Die Ursache erkläre ich den Patienten so: Ihre Hirngefäße sind aus unterschiedlichen Gründen steifer geworden. Bei jüngeren Menschen mit noch elastischen Gefäßen wird der Puls im Gehirn in einen kontinuierlichen Blutfluss umgewandelt. Bei den Betroffenen dagegen »hämmert« der Puls auf das Hirngewebe. Dazu kommt, dass die Flüssigkeit im Gehirn nicht komprimierbar ist. So liegt das Hirngewebe wie auf einer harten Unterlage. Durch das stetige Hämmern entstehen Mikroschäden im Gehirn, die bestimmte Körperfunktionen beeinflussen. Das führt zu den drei typischen Symptomen, die auch einzeln vorkommen können.

Therapie der Wahl ist eine kurze Operation. Dabei setzen Neurochirurgen einen dünnen Schlauch mit einem Ventil ein, der eine Hirnkammer mit dem Bauchraum verbindet. So kann der Liquor abfließen. Auf lange Sicht profitieren siebzig Prozent der Operierten davon. Oft kann man so die drohende Pflegebedürftigkeit ein paar Jahre hinauszögern.

Einige Monate nachdem ich den Eingriff bei meinem Patienten durchgeführt hatte, erfuhr ich, wie es ihm ging: Er konnte wieder besser laufen, die Blasenstörung war zurückgegangen, und er nahm wieder deutlich reger und gut orientiert am Alltag teil.

Professor Dr. Uwe Kehler *ist Chefarzt der Neurochirurgie an der Asklepios Klinik Altona in Hamburg.*

DIE VERRÄTERISCHE AUGENBRAUE

Sein ständiger Husten macht einem Fünfzehnjährigen das Leben schwer. Die Ärzte suchen vergebens die Ursache in den Atemwegen. Erst als einem Lungenfacharzt die ungewöhnliche Mimik des Jungen auffällt, findet er die Lösung.

Von Professor Dr. Alyn Morice
Aufgezeichnet von Astrid Viciano

Meine Leidenschaft ist der Husten. Seit ich vor Jahren die erste Hustenklinik Europas an der britischen Universität Hull gegründet habe, suchen mich dort jede Woche zwanzig bis dreißig Patienten auf. Die meisten sind im fortgeschrittenen Alter, zwei Drittel von ihnen sind Frauen. Insofern wurde ich gleich hellhörig, als an einem Dezembertag ein Jugendlicher mit seinen Eltern mein Sprechzimmer betrat. Der Junge war äußerst sympathisch, hochgewachsen und sportlich. Er hatte lange Zeit Fußball gespielt, bevor sein Leiden begann – vor achtzehn Monaten hatte er angefangen zu husten. Fast ständig hustete er seither. Sehr laut, sehr kurz und heiser. Nur nachts, wenn er schlief, kam er zur Ruhe.

Er konnte seine Schule nicht mehr besuchen, weil er mit seinem Husten immerzu den Unterricht gestört hatte. Auch seine Freunde mieden ihn, aus Angst, sich vielleicht anzustecken. Und in der Zeit, als ich den Jungen kennenlernte, versuchten seine Nachbarn gerade, die Familie zum Umzug zu zwingen – wegen der kontinuierlichen Lärmbelästigung.

Als ich den Fünfzehnjährigen zu seinen Symptomen befragte, hustete er ebenfalls. Er sprach ein paar Worte, hustete kurz, redete weiter, hustete erneut. In einer Minute passierte das sicher zehnmal. Er erzählte mir aber, dass ihn vor allem die Reaktionen seiner

Umwelt belasteten. Er litt nicht an Schmerzen, fühlte sich nicht krank. Dennoch konnte er kein normales Leben führen. Bevor er zu mir kam, hatte er bereits verschiedene Kinderärzte aufgesucht. Die Kollegen hatten Asthma vermutet und ihm Kortisonpräparate verschrieben. Doch die Therapie hatte seine Beschwerden nicht gelindert.

Ich war ebenso fasziniert wie beunruhigt, konnte ich mir doch die Symptome des Jungen nicht recht erklären. In den folgenden Wochen bestellte ich den Patienten immer wieder ein, um mir die Lunge genauer anzusehen und die Funktion der Atemwege zu überprüfen. Ein Röntgenbild und ein Kernspintomogramm des Brustkorbs brachten keine Erkenntnisse. Ich ließ sogar eine Spiegelung der Atemwege durchführen, wodurch ich ein Bronchialadenom ausschließen konnte – einen gutartigen, langsam wachsenden Tumor, der die Atemwege verschließen kann. In den Blutproben fand ich keine Anzeichen für eine Entzündung, auch ein Allergietest fiel negativ aus. Nach einem ganzen Monat war ich keinen Schritt weitergekommen. Es war wie ein vertracktes Rätsel, das ich nicht zu lösen vermochte.

Doch als ich eines Abends zu Hause in der Badewanne lag und mir erneut den Kopf zermarterte, fiel mir plötzlich etwas auf: Der Patient hustete immer genau gleich. Er zog beide Schultern etwas in die Höhe, beugte sich leicht nach vorn, legte die rechte Hand über den Mund und zog die linke Augenbraue hoch. Nie hatte sich dieser Ablauf bislang verändert. Das war sehr merkwürdig. Meine üblichen Patienten husten mal auf die eine, mal auf die andere Weise, nehmen mal die rechte und mal die linke Hand vor den Mund, beugen sich nach vorn oder auch nicht.

Nun hegte ich einen Verdacht und begab mich am nächsten Morgen gleich in die Bibliothek unserer Uniklinik. Schnell hatte ich das gesuchte Dokument in der Hand: eine Kopie des ersten Patientenberichts von George Gilles de la Tourette, einem französischen Neurologen aus dem 19. Jahrhundert. Nach ihm wurde das Tourette-Syndrom benannt – eine Erkrankung, bei der die Patienten unter Tics leiden, zum Beispiel unkontrollierte, ruckartige Bewegungen ausführen oder unwillkürlich Schimpfwörter von sich geben.

Doch der erste Patient des französischen Arztes litt vor allem auch an: Husten. Vielleicht zeigte sich die Tourette-Erkrankung bei meinem Patienten allein durch dieses Symptom? Ich beschloss, meine Hypothese zu testen, bestellte den Jungen ein und gab ihm Pimozid, ein antipsychotisches Medikament, das bei der Tourette-Erkrankung hilft. Eine Stunde später war der Husten verschwunden. Und schon nach einer Woche konnte der Junge das Medikament absetzen; wir hatten den Zyklus seiner Tic-Störung durchbrochen. Und der seltsame Husten kehrte nie mehr zurück.

***Professor Dr. Alyn Morice** ist Lungenfacharzt und Leiter der Abteilung für kardiorespiratorische Studien an der University of Hull in Cottingham in Großbritannien.*

ERHOLSAME BAHNEN

Eine Frau leidet jahrelang unter Atemnot. Ein Arzt findet heraus, warum sie sich beim Schwimmen fit fühlt und unter der Dusche nach Luft ringt.

Von Professor Dr. Adrian C. Borges
Aufgezeichnet von Constanze Löffler

Vor einiger Zeit lernte ich eine 75-Jährige kennen, die unter starker Luftnot litt. Wenige Jahre zuvor hatte man bei ihr eine chronische Lungenerkrankung mit Husten, Auswurf und Atemnot diagnostiziert. Auch zwei Brustwirbel hatte sie sich gebrochen. Die Orthopäden füllten die Wirbel mit Knochenzement auf, um sie zu stabilisieren. Die Luftnot nahm danach zu, sodass die Patientin über einen Schlauch in der Nase Sauerstoff bekam. Die Gasflasche trug sie im Rucksack bei sich.

Der Hausarzt veranlasste verschiedene Untersuchungen. Doch außer dass sich die Lippen bläulich verfärbten und der Sauerstoffgehalt im Blut stark erniedrigt war, fanden die Mediziner nichts. Das EKG und ein Ultraschall des Herzens waren normal. Eine Röntgenaufnahme zeigte eine erweiterte Aorta nahe dem Abgang aus dem Herzen; ein Befund, der bei Patienten dieses Alters nicht überrascht. Auch die Untersuchung der Lungenfunktion fiel fast normal aus. In der Lungenklinik führten die Kollegen eine ganze Reihe weiterer Tests durch: Mithilfe einer Computertomografie konnten sie eine Lungenembolie ausschließen. Bei der sogenannten Bodyplethysmografie maßen sie verschiedene Werte während des Atmens, anhand derer sich Lungenerkrankungen voneinander unterscheiden lassen. Die Lunge war mittelgradig eingeschränkt. Schließlich wurde noch eine »Spiroergometrie« vorgenommen –

während die Frau auf einem Fahrrad-Ergometer strampelte, wurde die Konzentration der Atemgase gemessen. Dieser Test unterscheidet, ob das Herz oder die Lunge eine Luftnot verursachen. Die Patientin schien eher ein Herzproblem zu haben.

Deshalb stand nun ich an ihrem Bett. Kopfschüttelnd äußerte sie ihr Unverständnis über ihre schwankende Leistungsfähigkeit. Sie schwimme mehrmals pro Woche zügig eine Stunde. »Im Wasser geht es mir fantastisch«, erzählte sie. Doch sobald sie unter die Dusche gehe, bekomme sie schlecht Luft und habe blaue Lippen. Ich stutzte. Eine ähnliche Geschichte hatte ich schon einmal erlebt. Eine Dame hatte im Sitzen und Stehen unter Luftnot gelitten, im Liegen war sie beschwerdefrei.

Ich maß bei der Patientin den Sauerstoffgehalt des Blutes im Stehen und im Liegen – im Stehen sank er stark ab. Beim »Schluckecho« führte ich eine Ultraschallsonde in die Speiseröhre ein und bat die Frau, sich auf die Seite zu legen. Die Untersuchung eignet sich gut, um das Herz quasi von hinten durch die Speiseröhre hindurch zu betrachten. Dabei entdeckte ich in der Herzscheidewand, die beide Vorhöfe voneinander trennt, einen Defekt: einen bis zu zwei Zentimeter großen Schlitz, der je nach Körperlage die Größe änderte. Eine Öffnung zwischen linkem und rechtem Vorhof ist bei heranreifenden Babys im Mutterleib normal. Bei Ungeborenen umgeht das Blut über dieses »Foramen ovale« den Lungenkreislauf, der noch nicht arbeitet. Mit der Geburt klappt die Öffnung zu. Bei zehn bis dreißig Prozent der Menschen aber schließt sie sich nicht komplett. Lange maß man dem Defekt keine große Bedeutung zu. Heute ist klar, dass er das Schlaganfallrisiko auch bei jüngeren Menschen steigert.

Auch bei dieser Patientin war das angeborene Loch noch offen. Mit fortschreitendem Alter hatte sich die Aorta erweitert und das Herz so gedreht, dass der Defekt direkt in der Strömung der großen Körpervene lag. Die deformierten Brustwirbel hatten die

Drehung begünstigt. Saß oder stand die Frau, stieß der erhöhte Druck im rechten Herzen das Foramen ovale auf, sodass sauerstoffarmes Blut direkt in den Körperkreislauf floss – und nicht wie normalerweise in die Lunge. Daraus entstand die Atemnot. Die Patientin litt unter dem sogenannten Platypnoe-Orthodeoxie-Syndrom. »Platypnoe« bedeutet Luftnot in aufrechter Körperhaltung, »Orthodeoxie« beschreibt einen erniedrigten Sauerstoffgehalt des Blutes im Stehen, der sich im Liegen bessert. Die früheren Untersuchungen waren vermutlich unauffällig gewesen, weil sie in Rückenlage durchgeführt worden waren, in einer Position also, in der das Loch verschlossen war.

Wir dichteten es per Katheter mit einem »Schirmchen« aus Drahtgitter ab. Es verwächst mit der Scheidewand und verschließt sie dauerhaft. Der Frau ging es schlagartig besser: Die Luftnot verschwand, und sie brauchte die Sauerstoffflasche nicht mehr.

Professor Dr. Adrian C. Borges *ist Leitender Oberarzt in der Inneren Medizin II, Schwerpunkt Kardiologie, des Sana Klinikums Lichtenberg in Berlin.*

PERFIDER TRICK

Ein Flüchtling kommt schwer krank in die Klinik. Doch keine Arznei wirkt. Erst als der Arzt mit Freunden des Patienten spricht, kann er ihn retten.

Von Dr. Michael Seilmaier
Aufgezeichnet von Daniel Sippel

Wenn Menschen lebensgefährlich erkrankt sind, aber wochenlang keine Therapie anschlägt, werden wir Mediziner nervös. Dann fürchten wir, den Patienten zu verlieren. So ging es mir und meinen Kollegen im Sommer 2015 mit einem sechzehnjährigen Somalier – einem von Tausenden Flüchtlingen, die damals nach München kamen. Von zwei Freunden gestützt, schleppte er sich in unsere Notaufnahme. Die Flucht hatte ihm zugesetzt, das sah man ihm an. Erzählen konnte er uns davon nicht, denn er sprach ausschließlich Somali. Ständig rang er nach Luft und hustete, sein dürrer Körper bebte dabei. Wir untersuchten ihn und maßen seine Körpertemperatur. Er hatte Fieber. Alles deutete auf eine Lungenentzündung hin.

Sofort gaben wir dem Patienten Antibiotika und machten eine Computertomografie. Mithilfe der Bilder konnten wir seine Lunge im Querschnitt betrachten. Auf den Aufnahmen entdeckten wir ein fleckiges Muster in beiden Lungenflügeln. Zweifellos, so sieht eine fortgeschrittene Lungenentzündung aus – da waren wir uns einig. Und zunächst gab es auch keinen Anlass, an dieser Diagnose zu zweifeln.

Ich verlegte den Jungen auf die Intensivstation. Sein Zustand verschlechterte sich stündlich; bald mussten wir ihn in ein künstliches Koma versetzen, um ihn künstlich zu beatmen. Wir gaben noch breiter wirksame Antibiotika. Gleichzeitig testeten wir den Patienten auf alle relevanten bakteriellen und viralen Infektionen, um herauszufinden, woran er leiden könnte. Auch Pilzinfektionen kamen infrage. Die Ergebnisse verwirrten uns, denn das Labor meldete für alle mikrobiologischen Untersuchungen das gleiche Ergebnis: Tuberkulosebakterien? Negativ. HIV? Negativ. Legionellen? Negativ.

Mit jeder neuen derartigen Nachricht konnten wir einen weiteren Erreger ausschließen. Gleichzeitig verzweifelten meine Kollegen und ich immer mehr. Wir konnten dem Jugendlichen nicht helfen, ohne die Ursache für die Entzündungen in seiner Lunge zu kennen. Eine letzte Option blieb uns: Mit einem Dolmetscher könnten wir die Freunde des Patienten in München befragen. Vielleicht würden sie uns mehr über seine Vergangenheit erzählen können.

So erfuhren wir, dass der junge Mann zu Beginn der Flucht in Somalia gesund gewesen war. Gemeinsam mit seinen Freunden war er in einem Boot über das Mittelmeer geflüchtet und über den Brennerpass nach München gekommen. Die Freunde berichteten, die Schlepper hätten sie während der Bootsüberfahrt gezwungen, nacheinander aus einem Kanister zu trinken. Unser Patient habe sich nach dem Trinken übergeben. Das ließ uns aufhorchen.

Offenbar nutzten einige Schlepper eine perfide Methode, um einer Panik im Boot vorzubeugen: Sie nötigten die Passagiere, eine Mischung aus Wasser und Benzin zu trinken, um sie ruhigzustellen. Eine gefährliche, aber offenbar gängige Praxis, von der wir noch nie gehört hatten. Lebensgefährlich wird es, wenn sich ein Opfer verschluckt oder erbricht. Denn dann landen Benzintröpfchen in der Luftröhre und in der Lunge. Winzige Mengen reichen, um Millionen Lungenzellen zu schädigen. Der Gewebedefekt alarmiert das Immunsystem, und eine Entzündung entsteht. Mit diesem Wissen gaben wir dem Patienten eine spezielle Art von

Kortison. Das Medikament wirkt entzündungshemmend. Schnell ging es dem Patienten besser – wir konnten ihn nach einigen Tagen entlassen.

Monate später sprach ich auf einer wissenschaftlichen Konferenz über meinen Patienten. Zwei Kollegen hatten vergleichbare Krankengeschichten erlebt: Jeder von ihnen hatte einen Flüchtling behandelt, der mit einer scheinbar gewöhnlichen Lungenentzündung ins Krankenhaus gekommen war. Alle hatten Benzin trinken müssen. Einer der Patienten verstarb.

Wir beschlossen, andere Ärzte aufzuklären: Flüchtlinge kommen manchmal mit Krankheitsursachen zu uns, die bei uns in Deutschland nicht existieren. In einem wissenschaftlichen Artikel beschrieben wir die Krankengeschichten. Vielleicht denken einige Kollegen künftig – und schneller als wir damals – an diese besondere Form der Lungenentzündung. Die Fälle zeigen aber auch, wie wichtig Gespräche mit den Patienten sind. Gute Mediziner bedienen eben nicht nur Apparate.

Dr. Michael Seilmaier *ist Oberarzt in der Klinik für Infektiologie und Tropenmedizin, Städtisches Klinikum München-Schwabing.*

OHNE RAST UND RUHE

Ein Arzt fühlt sich getrieben, zugleich erschöpft und im Job oft überfordert. Ist es ein Burn-out? Eine Spezialistin entdeckt die wahre Ursache.

Von Professor Dr. Alexandra Philipsen
Aufgezeichnet von Nina Poelchau

Der Mann, der zu mir in die Praxis kam, war im mittleren Alter, gepflegt, sportlich – und ziemlich am Ende. Er wirkte fahrig und erschöpft. »Alles in meinem Leben geht kaputt. Ich weiß nicht mehr weiter«, sagte er. Der Chirurg war bis vor einiger Zeit an einer Klinik tätig gewesen und dann in eine Praxis mit eingestiegen. Da hatten die Probleme begonnen. Er schilderte, dass er den neuen Aufgaben nicht gewachsen sei. Häufig arbeite er in der Mittagspause und in den Abend hinein. »Ich verzettele mich und komme mit den Arztberichten nicht hinterher.«

Zu Hause mit der Familie sei es auch schwieriger geworden. Schon früher sei er aufbrausend gewesen, aber jetzt gebe es ständig Ärger, weil er überreizt sei und oft heftig Dampf ablasse. Er schlafe schlecht, fühle sich kaputt und antriebslos, habe aufgehört zu joggen und trinke abends häufiger Alkohol. Aber noch etwas Besonderes war ihm aufgefallen: Sobald er am OP-Tisch stehe und das Skalpell führe, sei er hoch konzentriert und fühle sich gut.

Ein Allgemeinmediziner hatte zuvor auf Burn-out, eine Erschöpfungsdepression, getippt. Ein Psychiater hatte dem Mann zwei Antidepressiva verschrieben – doch die halfen nicht. Der Patient hatte sie nach einiger Zeit wieder abgesetzt. Ich prüfte das Blutbild, die Werte von Schilddrüse, Leber und Nieren und zusätzlich Vitamin D. Alle Werte waren in Ordnung.

Dann sprach ich mit ihm seine Biografie durch. Bei einem Arzt mit gutem Ruf geht man ja spontan von einem sehr geradlinigen Lebenslauf aus. Den hatte er aber nicht. Sich zu konzentrieren war ihm immer schwergefallen. Er war – trotz hoher Intelligenz – nicht besonders gut in der Schule gewesen, hatte da bereits die Neigung gehabt, sich im Chaos zu verlieren. Er funktionierte immer ganz gut, wenn er musste, konnte sich selbst aber sehr schlecht organisieren. So war das auch an der Universität gewesen. Vor dem Studium hatte er als Rettungssanitäter gearbeitet – mit Begeisterung.

Ich fragte nach der Ehe. Seine Frau sage immer zu ihm: »Du hörst mir überhaupt nicht zu!«, erzählte er. Bald hatte ich ein Mosaik zusammen, das auf die Diagnose hinwies: ADHS beim Erwachsenen, das Aufmerksamkeitsdefizit-Hyperaktivitäts-Syndrom. Für diese Erkrankung besteht eine Veranlagung, oft wird sie vererbt. Sie hat, so ist der Erkenntnisstand heute, mit einer Fehlregulation der Botenstoffe Dopamin und Noradrenalin im Gehirn zu tun. Über ADHS bei Kindern wissen heute die meisten Ärzte Bescheid – bei Erwachsenen bleibt das Leiden oft unerkannt. Stattdessen werden häufig eine Depression, eine bipolare Störung oder eine narzisstische Persönlichkeitsstörung diagnostiziert.

Für Betroffene kann das fatal sein, da sie keine lindernde Therapie erhalten. Sie werden immer verzweifelter, weil scheinbar nichts hilft. Auffallend ist: Sie fühlen sich kaputt und gleichzeitig angetrieben. Viele geben sich große Mühe, ruhiger zu werden – aber es gelingt ihnen nicht. Vor allem der Mangel an Dopamin im Gehirn führt dazu, dass sie immer neue Kicks brauchen, um das Belohnungssystem zu aktivieren und sich zu spüren. Dazu passte, dass der Mann sich früher als Sanitäter und heute beim Operieren so gut fühlte, sich aber schwertat, alltägliche Aufgaben zu erledigen oder seiner Frau in Ruhe zuzuhören.

Dem Patienten habe ich ein Methylphenidatpräparat verordnet. Man merkt bei diesem Medikament oft schnell, ob man mit der

Diagnose richtig liegt: Wenn es passt, wirkt es bei den meisten Betroffenen schon nach wenigen Tagen. So war es auch in diesem Fall. Der Arzt fand seine innere Ruhe wieder, bekam die Praxis gut in den Griff, und in der Familie wurde es friedlicher. Er begann wieder zu joggen – Sport ist bei dieser Erkrankung sehr hilfreich, weil er nicht nur das Selbstbewusstsein stärkt, sondern unmittelbare Auswirkungen auf den Hirnstoffwechsel hat.

Inzwischen kommt der Mann so gut mit der Störung zurecht, dass er das Präparat oft am Wochenende weglässt. Dann ist er zwar etwas unruhiger, aber seit der Grund klar ist, kann er selbst gut damit umgehen – und seine Familie auch.

***Professor Dr. Alexandra Philipsen** ist Direktorin des Universitätsklinikums für Psychiatrie und Psychotherapie in Bonn.*

RÄTSELHAFTE TOLLPATSCHIGKEIT

Ein Mädchen stolpert dauernd und stößt Gläser um. Ist es nur ungeschickt? Erst ein Sturz offenbart, welche Bedrohung das Kind in sich trägt.

Von Dr. Marion Reddy
Aufgezeichnet von Claudia Neumair

Das sechsjährige Mädchen war von ihren Beschwerden bereits schwer gezeichnet, als ich sie zum ersten Mal sah. Die Eltern mussten ihre Tochter zu mir ins Sprechzimmer tragen, weil sie nicht selbstständig gehen konnte. Sie wirkte schläfrig und geistig abwesend, das rechte Auge schielte nach außen. Ich spürte die Anspannung der Eltern. Wer in die Neurochirurgie überwiesen wird, weiß, dass es ernst ist. Doch was genau löste die Symptome des Kindes aus?

Die ersten Anzeichen dafür, dass mit dem Mädchen etwas nicht stimmte, waren rund anderthalb Jahre zuvor aufgetreten, erzählten die Eltern. Die damals Vierjährige ging bereits in die französische Vorschule und war motorisch normal entwickelt. Doch dann begann sie, sich zu verändern: Ihr fielen plötzlich Malstifte oder Löffel aus den Händen, sie verschüttete Wasser aus Trinkgläsern und stolperte über ihre Beine. Hinzu kamen Übelkeit und Erbrechen. Die Eltern suchten Rat beim Hausarzt. Dieser diagnostizierte eine »Dyspraxie«: Das ist eine pathologische Ungeschicklichkeit, die es den Betroffenen erschwert, Bewegungen zu koordinieren. Dagegen unternehmen könne er nichts, das Kind müsse damit leben, lautete die Einschätzung des Arztes.

Als ihre Tochter zudem Phasen entwickelte, in denen sie geistig abwesend war und nicht reagierte, wenn die Eltern sie ansprachen, konsultierten sie einen Psychologen. Dieser machte als Ursache ein Aufmerksamkeitsdefizitsyndrom aus, kurz ADS. Er wollte das Syndrom nicht gleich mit Medikamenten behandeln, sondern erst einmal eine Weile beobachten. Die Zeit verstrich, und der Zustand des Kindes verschlechterte sich weiter. Rund acht Monate nach den ersten Symptomen begann das Mädchen mit dem rechten Auge nach außen zu schielen. Die Eltern waren äußerst beunruhigt, denn die bisher gestellten Diagnosen erschienen für sie nicht schlüssig. Freunde und Bekannte bezeichneten sie dagegen als hysterisch, da sie sich mit den Einschätzungen der Fachleute nicht zufrieden gaben. Doch auch Besuche beim Augenarzt und beim Neurologen brachten keine neuen Erkenntnisse.

Erst als das Mädchen in relativ kurzen Abständen dreimal schwer stürzte und sich dabei Kopfverletzungen zuzog, rieten die Ärzte der behandelnden Kinderklinik, eine Computertomografie (CT) durchzuführen. Aufgrund der hohen Strahlenbelastung wird diese Untersuchung bei Kindern nur vorgenommen, wenn es unbedingt notwendig erscheint.

Mit den CT-Bildern und Aufnahmen aus einer Kernspintomografie saßen die Eltern nun vor mir. Auf den Bildern war ein Tumor im Kleinhirn zu sehen. Schnell wurde klar, dass es ein Medulloblastom sein musste – eine bösartige Geschwulst, von der hauptsächlich Kinder betroffen sind. Bei dem Mädchen behinderte der Tumor auch die Zirkulation des Hirnwassers zwischen den vier Hirnkammern, was zu einer Drucksteigerung führte. Das waren die Erklärungen für die Symptome: Der gesteigerte Hirndruck führte zu Übelkeit, Müdigkeit und Schielen, der Sitz des Tumors im Kleinhirn verursachte die Bewegungsstörungen und die vermeintliche Ungeschicklichkeit.

Meine Kollegen und ich entschlossen uns dazu, das Kind noch am selben Tag zu operieren. Der Hirndruck musste sofort gesenkt werden. Durch ein kleines Bohrloch in der Schädeldecke führten wir eine endoskopische Ventrikulostomie durch. Dabei werden kleine Durchlässe zwischen den Hirnkammern geschaffen, sodass die Hirnflüssigkeit wieder abfließen kann. Dem Kind ging es nach dem Eingriff schlagartig besser. Das Schielen ließ nach, Übelkeit und Erbrechen nahmen ab, und die Müdigkeit verschwand komplett.

Eine Woche später entfernten wir in einer zweiten OP den Tumor. Wir operierten die Sechsjährige rund fünf Stunden. Bereits kurz danach waren alle Symptome verschwunden. Drei Wochen später begann eine Chemo- und Strahlentherapie. Das Mädchen hat die kraftraubende Behandlung gut überstanden. Heute würde niemand darauf kommen, dass es ihr vor einiger Zeit noch so schlecht ging. Die Entscheidung der Ärzte, eine Computertomografie durchzuführen, hat dem Kind das Leben gerettet.

***Dr. Marion Reddy** ist Fachärztin für Neurochirurgie und arbeitet am Centre Hospitalier Universitaire in Toulouse-Purpan sowie an der Klinik Médipôel Garonne, Clinique du Sport, in Toulouse in Frankreich.*

TOAST AHOI

Eine junge Frau hat am ganzen Körper blaue Flecken. Verletzt sie sich selbst? Ein Arzt entdeckt, dass die Ursache in der Küche zu finden ist.

Von Professor Dr. Franz X. Kleber
Aufgezeichnet von Constanze Löffler

Diese Patientin gab den Kollegen und mir Rätsel auf. Sie war in die Notaufnahme gekommen, weil sie sich sehr schwach fühlte. Zudem hatte sie am ganzen Körper blaue Flecken, die sich vor allem an den Armen und Beinen verteilten. Wir nahmen die junge Frau stationär auf, um herauszufinden, woher die Verfärbungen kamen.

Zunächst konzentrierten wir uns auf die Blutgerinnung. die in mehreren Schritten verläuft. Die wichtigsten Gerinnungsfaktoren waren jedoch unauffällig. Schluckte die Patientin etwa heimlich blutverdünnende Medikamente? Wirkstoffe wie Aspirin oder Marcumar führen als Nebenwirkung zu blauen Flecken. Die Frau hatte aber erzählt, dass sie überhaupt keine Medikamente einnehme. Sagte sie die Wahrheit?

Oder aber: Wurde sie geschlagen? Fügte sie sich die Blutergüsse gar selbst zu? Vielleicht suchte sie im Krankenhaus Schutz und Fürsorge. Der Psychiater kam, um mit ihr zu sprechen. Er fand zwar keine Hinweise auf Gewalt, hielt die Frau aber für sehr niedergeschlagen, ohne dass er in dem Gespräch Gründe dafür entdecken konnte. Insgesamt schien die Patientin in keiner guten Verfassung zu sein: Sie wirkte abgemagert, und ihr entzündetes Zahnfleisch fiel auf.

Wir prüften als Nächstes, ob die Anzahl oder die Funktion der

Blutplättchen, der Thrombozyten, verändert war. Auch sie sind Teil des Gerinnungssystems. Die großen, blauen Flecken waren von kleinen, punktförmigen Blutungen unterbrochen – ein typischer Befund bei einem Thrombozytenmangel. Doch die Werte waren in Ordnung. Auch eine Entzündung der Blutgefäße ließ sich ausschließen.

Wir wandten uns nochmals an ein Speziallabor für Gerinnungsstörungen. Dort testete man verschiedene Parameter. Aber bis auf eine leichte Blutarmut war alles unauffällig. Das Labor schloss auch genetische Veränderungen aus, die zu einer gestörten Gerinnung führen.

Ich besuchte die Patientin in ihrem Zimmer und sprach mit ihr. Es stellte sich heraus, dass sie ungewöhnliche Ernährungsgewohnheiten hatte: Sie aß vorwiegend Toast, Nudeln und Reis, gelegentlich ein Ei und etwas Milch, aber weder Gemüse noch Obst. Das erinnerte mich an einen Patienten, den ich viele Jahre zuvor getroffen hatte. Der Weltenbummler hatte sich auf seinen monatelangen Reisen fast nur von Reis und Milch ernährt. Auch er war sehr schlapp und mager gewesen. Am Ende litt er unter Beriberi, einer Krankheit mit Gedächtnisstörungen und Herzproblemen, die durch einen Vitamin-B1-Mangel ausgelöst wird. Hatte die Patientin Mangelerscheinungen? Das einzige Krankheitsbild, zu dem die flächenhaften Blutungen passen würden, war ein Vitamin-C-Mangel, auch als Skorbut bekannt. Vor allem Seefahrer erkrankten einst daran.

Ich ließ den Vitamin-C-Wert im Blut bestimmen. Normal sind fünf bis fünfzehn Milligramm pro Liter – ihr Wert lag unter eins und war damit verschwindend gering. Tatsächlich litt sie also an Skorbut.

Die meisten Symptome entstehen, weil der Körper durch das fehlende Vitamin C nur defektes Kollagen bildet. Kollagen ist ein Struktureiweiß und wesentlicher Bestandteil des Gewebes. Fehlt Kollagen, werden Knochen brüchig, Muskeln schwach, Blutgefäße leck und die Haut fahl. Es ist bekannt, dass die Betroffenen auch depressiv sind – die niedergeschlagene Stimmung wird auf eine gestörte Bildung von Hormonen wie Adrenalin, Noradrenalin und Serotonin zurückgeführt.

Unsere Patientin war leicht zu heilen. Wir gaben ihr Vitamin-C-Tabletten und vitaminreiche Kost. Der Tagesbedarf eines gesunden Erwachsenen an Vitamin C beträgt laut der Deutschen Gesellschaft für Ernährung hundert Milligramm. Nach drei Wochen entließen wir eine Frau, die körperlich und seelisch wieder fit war – ohne einen einzigen blauen Fleck.

Bis dahin hatte ich noch nie einen Fall von Skorbut gesehen. In Industrieländern, wo es Vitamin-C-haltiges Obst und Gemüse ganzjährig zu kaufen gibt, ist die Erkrankung sehr selten. Gefährdet sind vor allem Menschen, die spezielle Diäten einhalten oder an einer Essstörung leiden, und Ältere, die sich einseitig ernähren. Viele nahrhafte Lebensmittel wie Eier, Teigwaren, Milch- und Wurstprodukte enthalten eben kein oder extrem wenig Vitamin C. Dabei reichen schon ein kleines Glas Orangensaft plus eine halbe rote Paprika pro Tag aus, um den Bedarf zu decken.

***Professor Dr. Franz X. Kleber** ist Facharzt für Kardiologie aus Berlin.*

KOPFSACHE

Eine Frau hat starke Schmerzen an ihren Haaren. Muss sie zum Psychologen? Eine Spezialistin findet den wahren Grund heraus und kann helfen.

Von Dr. Natalie Garcia Bartels
Aufgezeichnet von Constanze Löffler

Als die Patientin in die Praxis kam, hatte sie bereits seit zehn Monaten seltsame Beschwerden. »Meine Haare tun weh, sie schmerzen«, sagte sie. »Ich habe Angst, dass ich bald mit einer Glatze dastehe.« Die Frau, Ende vierzig, erzählte ihre Geschichte. Sie hatte bereits den Hausarzt und drei Dermatologen aufgesucht. Keiner der Mediziner konnte etwas Auffälliges an Kopfhaut und Haaren entdecken. Sie vermuteten, dass eventuell beruflicher Stress Auslöser für die empfindlichen Haare sein könnte. Dafür sprach, dass der Schopf besonders am Abend schmerzte, wenn die Patientin zur Ruhe kam. Die Ärzte legten ihr nahe, einen Psychologen zu konsultieren.

Die Frau wechselte mehrfach das Shampoo. In der Apotheke besorgte sie sich ein Vitaminpräparat, weil sie das Gefühl hatte, auch vermehrt Haare zu verlieren. Der Hausarzt bestimmte die Schilddrüsenwerte sowie die Blutspiegel für Eisen, Zink und Folsäure. Erniedrigte Werte wären ein möglicher Grund für Haarausfall, doch die Ergebnisse waren normal. Dem Gynäkologen der Patientin fiel bei einer Blutuntersuchung auf, dass sie in die Wechseljahre kam.

Sensible oder schmerzende Haare sind ein seltenes Krankheitsbild, genannt »Trichodynie«. Es tritt beispielsweise bei entzündlichen Erkrankungen der Kopfhaut oder bei Menschen mit Haarausfall auf. Die Beschwerden begleiten den Haarausfall, sind aber nicht dessen Ursache. Auf einer Skala von null bis zehn gab die Patientin die Stärke der Schmerzen mit dem Wert acht an. So starke Symptome hatte ich bisher nur bei Erkrankten miterlebt, die eine Chemotherapie machten.

Ich untersuchte die Frau. Auch mir fiel zunächst weder an den Haaren noch an der Kopfhaut etwas Besonderes auf. Auf den zweiten Blick allerdings erkannte ich einen ganz leichten Ansatz eines breiteren Scheitels. Um zu prüfen, ob sie wirklich an Haarausfall litt, fasste ich dort einige Strähnen und zog daran – wir Dermatologen nennen das den Zupftest. Tatsächlich hielt ich auffällig viele Haare in den Fingern.

War also Haarausfall die Ursache für die Schmerzen am Schopf? Möglicherweise verlor die Frau aufgrund der beginnenden Wechseljahre und des einsetzenden Abfalls der Östrogene vermehrt Haare. Eine videografische Haaranalyse, der »Trichoscan«, sollte Gewissheit bringen. Das Gerät bestimmt die Haardichte und zählt exakt, wie viele Haare sich in der Wachstumsphase und wie viele sich in der Ausfallphase befinden. Das Ergebnis war eindeutig: Am Vorderkopf verlor die Patientin krankhaft viele Haare. Dort wuchsen auch auffällig viele »Vellushaare«. Diese sehr feinen Härchen entstehen unter dem hormonellen Einfluss von Testosteron, nachdem die normal dicken Haare ausgefallen sind. Am Hinterkopf der Frau waren die Ergebnisse unauffällig. Die Kombination an Befunden sprach eindeutig für die Diagnose: erblich bedingter Haarausfall.

Diese Art Haarausfall ist die häufigste Form, fast jede dritte Frau und achtzig Prozent der Männer leiden darunter. Typischerweise gehen den Betroffenen ab dem dreißigsten Lebensjahr die ersten Haare aus. Anders als Männer, die sie meist seitlich der Stirn einbüßen und so Geheimratsecken bekommen, verlieren Frauen die Haare am Scheitel. Allerdings fallen sie zunächst nur langsam und in kurzen Schüben aus, sodass es meist unbemerkt bleibt. Erst in den Wechseljahren, wenn das Östrogen sinkt und sich das hormonelle Gleichgewicht zugunsten von Testosteron verschiebt, lichten sich die Haare oft verstärkt.

Treten beim Haarausfall Schmerzen auf, so passiert das laut Fachliteratur vorwiegend bei Frauen – und zwar an den Stellen, wo die Haare ausgehen. Die Beschwerden sind umso stärker, je intensiver die Haare schwinden. Lässt sich der Ausfall medikamentös stoppen, endet meist die Qual.

Ich verschrieb der Patientin die Arznei Minoxidil, eine Tinktur für die Kopfhaut. Erfreulicherweise ließen die abendlichen Schmerzen über die nächsten Wochen nach, tagsüber hatte die Frau keine Symptome mehr. Nach weiteren drei Monaten war der Haarausfall komplett gestoppt, und die Schmerzen verschwanden.

***Dr. Natalie Garcia Bartels** ist niedergelassene Dermatologin in Berlin.*

VERHÄNGNISVOLLE LEIDENSCHAFT

Einen Gärtner quälen Schwindel, Entzündungen und Durchfall. Erst nach Jahren finden Experten die Ursache für die Beschwerden: sein Hobby.

Von Dr. Hosam Shams-Eldin
Aufgezeichnet von Anika Geisler

Den Patienten habe ich anfangs nicht persönlich kennengelernt. Aber seine Krankengeschichte, die kannte ich bald ziemlich genau: Der Gärtner war ins Zentrum für unerkannte und seltene Erkrankungen am Universitätsklinikum Marburg gekommen, weil er seit Langem unterschiedliche Symptome hatte und kein Arzt die Ursache finden konnte. Die ersten Beschwerden begannen fünf Jahre zuvor. Auf einmal ging es dem großen sportlichen Mann schlecht, immer neue Beschwerden kamen hinzu: Schwindel, Schwäche, Ausschlag, blutiger Durchfall, Entzündungen in Lymphknoten, Speicheldrüsen, Kiefer und Darm. Manchmal kollabierte der Vierzigjährige plötzlich. Nach und nach verlor er 48 Kilo Gewicht.

Er suchte bei verschiedenen Medizinern Hilfe. Vom Beginn der Beschwerden bis zu dem Tag, als er nach Marburg kam, konsultierte er vierzig niedergelassene Ärzte, wurde in zwölf Kliniken eingewiesen und lag rund 400 Tage im Krankenhaus. Aber niemand konnte ihm wirklich helfen. Einmal mutmaßte ein Psychologe in einer Klinik, dass der Mann Probleme in seiner Ehe habe und Schutz im Krankenhaus suche. Auch Ärzte, die die Ursache der Entzündungen nicht finden konnten, signalisierten ihm, dass der Auslöser der Beschwerden psychisch sein könnte. So bekam er den »Psycho«-Stempel aufgedrückt, in Arztbriefen tauchten solche Verdachtsdiagnosen immer wieder auf: etwa »psychogene Kreislaufkollapszustände« oder »somatoforme Störung«.

Schließlich kam der Mann an unsere Uniklinik. Der Leiter des Zentrums für unerkannte und seltene Erkrankungen, Professor Jürgen Schäfer, nahm sich Zeit, um die Krankengeschichte noch einmal genau mit ihm durchzuarbeiten. Dabei erzählte der Patient nicht nur von seinen Symptomen, sondern auch von seiner großen Leidenschaft: der Zucht von Süßwassergarnelen. Bis zu dreißig Aquarien hatte er in Hochzeiten in seiner Wohnung. Der Professor wurde hellhörig: Viele der Symptome passten zu einer Tropenkrankheit – der Bilharziose. Die Erkrankung wird ausgelöst, wenn sich in fernen Ländern beim Baden bestimmte Süßwasserlarven durch die Haut bohren und in den Blutgefäßen der Darmwand festsetzen. Die Eier der erwachsenen Würmer durchstoßen mit einem Stachel die Darmwand oder lagern sich in den Muskeln ein. Symptome sind unter anderem schwere Durchfälle und Entzündungen. Ohne Behandlung kann die Erkrankung tödlich enden. Nur: Der Gärtner war nie in den Tropen gewesen. Er beschrieb den Handelsweg der Garnelen: Aus Übersee wurden sie in Behältern mit Süßwasser eingeflogen. Konnte er sich in Deutschland infiziert haben?

Der Leiter des Labors, Muhidien Soufi, untersuchte mit einer besonderen Methode Stuhlproben des Patienten nach der DNA von unterschiedlichen Erregern. Tatsächlich konnte er DNA des Bilharziose-Parasiten nachweisen. Er überprüfte den Befund mehrere Male, jedes Mal bestätigte er sich aufs Neue. Jetzt fehlte nur der letzte Beweis: ein Ei des Saugwurms.

Nun kam ich ins Spiel. Ich stamme aus Ägypten, bin Tierarzt und Parasitologe und kenne mich mit Bilharziose gut aus. Ich arbeite an der Tierexperimentellen Einrichtung des Fachbereichs Medizin und bin es gewohnt, große Mengen Stuhl zu untersuchen. In vielen Laboren werden nur kleine Messlöffel einer Probe analysiert. Ich machte mich daran, alle Stuhlproben des Patienten unter dem Mikroskop zu durchforsten. Zwei Tage lang suchte ich, dann entdeckte ich ein Ei. Kein Zweifel: Im Wasser einer Garnelenlieferung musste eine infizierte Posthornschnecke gewesen sein – sie ist der Zwischenwirt für die Erregerlarven. Der Mann hatte sich beim Hantieren in den Aquarien angesteckt.

Er bekam Medikamente, nach und nach ging es ihm besser. Ein Teil des Schwindels und der Schmerzen blieb, heute ist der Mann arbeitsunfähig. Vor Kurzem brachte er zur Kontrolle eine Stuhlprobe in unser Labor und sagte, wie dankbar er sei, dass wir die richtige Diagnose gefunden haben. Dadurch sei auch bewiesen worden, dass nicht seine Psyche die Ursache der Beschwerden gewesen sei und »er doch alle Latten am Zaun« hatte.

***Dr. Hosam Shams-Eldin** ist Parasitologe und Tierarzt im Fachbereich Medizin der Philipps-Universität Marburg.*

DAS LANGSAME HERZ

Eine Schwangere bekommt beim Laufen keine Luft und muss in die Klinik. Die Lösung des Rätsels hat mit einem früheren Spaziergang zu tun.

Von Professor Dr. Andreas van de Loo
Aufgezeichnet von Astrid Viciano

An jenem Samstagabend im Dezember vor ein paar Jahren war ich zu Hause, als mich ein Anruf des diensthabenden Arztes der Intensivstation erreichte. Eine junge Frau, 33 Jahre alt und schwanger, würde gleich vom Notarzt in unsere Klinik, das Katholische Marienkrankenhaus in Hamburg, gebracht werden. Sie zeige massive Herzprobleme, ihr Puls liege bei nur dreißig Schlägen pro Minute, berichtete der Kollege beunruhigt. Bei gesunden Menschen beträgt der Puls sechzig bis siebzig Schläge pro Minute.

Sofort machte ich mich auf den Weg in die Klinik. Ich erwartete, eine schwer kranke Frau mit niedrigem Blutdruck, Luftnot und Schmerzen im Brustkorb anzutreffen. Doch die Patientin war weitgehend beschwerdefrei und berichtete rege über ihre Symptome. Sie war in der 14. Schwangerschaftswoche und litt bereits seit vier Wochen an ausgeprägter Luftnot. Schon bei geringer Belastung geriet sie außer Atem. Ihr Gynäkologe hatte die Symptome der Schwangerschaft zugeschrieben. Schließlich fühlen sich viele Frauen im ersten Drittel der Schwangerschaft müde und erschöpft. In späteren Stadien kann das Kind sogar direkt auf die untere Hohlvene drücken, den Blutfluss zum Herzen bremsen und so zu einer verminderten Belastbarkeit der werdenden Mutter führen.

Doch die Beschwerden hatten im Laufe der Wochen zugenommen. Als die Frau schon beim langsamen Gehen Atemnot bekommen hatte, hatte sie ihren Hausarzt aufgesucht. Der hatte ein EKG angefertigt und festgestellt, dass die Reizleitung im Herzen zwischen den Vorhöfen und den Kammern komplett unterbrochen war. In solchen Fällen schlägt das Herz nicht mit seiner normalen Frequenz, sondern in einem langsamen Ersatzrhythmus. Der Hausarzt hatte die Patientin sofort in unsere Klinik geschickt.

Nun saß die Frau in einem Zimmer der Intensivstation und zeigte außer dem langsamen Herzschlag keinerlei Symptome. Auch ihr Blutdruck war normal, der Sauerstoffgehalt des Blutes ebenfalls. Ich vermutete zunächst eine Medikamentenvergiftung, zum Beispiel mit Betablockern, die den Herzschlag verlangsamen können. Doch die ansonsten gesunde junge Frau nahm keinerlei Arzneien ein. Auch eine Entzündung der Herzinnenhaut, etwa verursacht durch eine Virusinfektion, konnte eine mögliche Ursache sein. Oder aber die Frau litt an einer Erkrankung des Herzmuskels: Bei Schwangeren tritt dieses Leiden allerdings sehr selten auf und meist kurz vor der Geburt – unsere Patientin hatte gerade erst das erste Schwangerschaftsdrittel hinter sich gebracht.

Um den Beschwerden auf den Grund zu gehen, fertigten wir noch ein EKG an und nahmen Blut ab, um nach Hinweisen auf eine Entzündung oder einen Infektionserreger zu fahnden. Zudem machten wir einen Herzultraschall. Erleichtert beobachtete ich, dass das Herz zwar langsam, jedoch kräftig und gleichmäßig schlug. Auch die Herzklappen sahen unauffällig aus. Plötzlich erinnerte ich mich an einen jungen Mann, den ich fünfzehn Jahre zuvor behandelt hatte. Er war nach einem Zeckenbiss an einer Lyme-Karditis erkrankt, einer Infektion des Herzens durch Borrelienbakterien. Ihm hatten die Kollegen schließlich ein Spenderherz transplantieren müssen. Sollte unsere Patientin an der gleichen Infektion leiden? Tatsächlich fiel ihr ein, dass sie ein Jahr zuvor nach einem Spaziergang eine Zecke von ihrem linken Knie entfernt hatte. Später hatte sie auch die typische ringförmige Hautrötung um die Einstichstelle bekommen.

Wir wussten, dass die Borrelienbakterien sich über lange Zeit im Körper einnisten können, ohne Beschwerden auszulösen. Wenn sich jedoch der Stoffwechsel des Organismus ändert – wie zum Beispiel zu Beginn einer Schwangerschaft –, können die Erreger plötzlich in die Blutbahn ausströmen und verschiedene Organe befallen. In vier bis zehn Prozent der Fälle kommt es zu einer Herzentzündung. Und tatsächlich: Als wir die Laborergebnisse zwei Tage später erhielten, bestätigten sie den Verdacht. Sofort begannen wir die Behandlung mit dem Antibiotikum Ceftriaxon – in niedriger Dosierung, um das Kind im Mutterleib zu schonen. Nach zwei bis drei Tagen besserte sich bereits die Reizleitung zwischen den Vorhöfen und den Kammern; nach zehn Tagen ging es der Patientin so gut, dass wir sie entlassen konnten. Und ein paar Monate später brachte sie ein gesundes Kind zur Welt.

***Professor Dr. Andreas van de Loo** ist Chefarzt des Zentrums Innere Medizin am Katholischen Marienkrankenhaus in Hamburg.*

DER ZANK UMS EIS

Eine ältere Dame verhält sich zunehmend merkwürdig. Leidet sie an Depressionen oder Demenz? Schließlich kann ihr eine Chirurgin helfen.

Von Dr. Iris Zachenhofer
Aufgezeichnet von Claudia Neumair

Die ältere Dame kam in Begleitung der Tochter und des Schwiegersohns in das Sprechzimmer der Universitätsklinik für Neurochirurgie, in der ich damals arbeitete. Sie hatte graue hochgesteckte Haare, war gepflegt und adrett gekleidet. Geistig wirkte sie jedoch etwas abwesend. Fast so, als würde es gar nicht um sie gehen. Was war los?

Begonnen hatte alles vor rund drei Jahren, erzählte mir die Tochter. Bis dahin war ihre knapp siebzigjährige Mutter aktiv und lebensfroh. Sie traf sich regelmäßig mit Freundinnen zum Kartenspielen, pflegte die Blumen auf dem Balkon mit Hingabe und kümmerte sich liebevoll um die Enkel. Doch dann wurde die Frau ruhiger, antriebsloser. Sie war nicht mehr so sehr daran interessiert, auszugehen. Hin und wieder vergaß sie Termine. Zuerst hatte sich die Familie nicht viel dabei gedacht. Das wird am Alter liegen, war die einhellige Meinung.

Als die Wesensveränderung jedoch stärker wurde, begann die Tochter sich Sorgen zu machen, und ging mit der Mutter zum Hausarzt. Der konnte keine körperlichen Ursachen feststellen. Er vermutete eine Depression und verschrieb ein Antidepressivum. Das half allerdings nicht. Daraufhin folgte ein Besuch beim Psychiater, der ebenfalls eine Depression diagnostizierte und ein anderes Medikament verordnete. Doch wieder trat keine Besserung ein.

Mehr als zwei Jahre lang ging die Frau nun abwechselnd zum Hausarzt und zum Psychiater. Zwischendurch konsultierte sie auch noch einen Neurologen. Doch keiner konnte ihr helfen. Im Gegenteil: Die Symptome wurden schlimmer. Sie verlor zunehmend das Interesse an ihren Hobbys und war überfordert, wenn ihre Enkel zu Besuch kamen. Oftmals saß sie einfach nur auf einem Stuhl und starrte gedankenverloren in die Luft. Mehr und mehr vergaß sie banale Dinge, etwa wie die Kaffeemaschine zu bedienen war. Der Hausarzt stellte den Verdacht auf beginnende Demenz in den Raum.

Zwar konnten Tochter, Schwiegersohn und Enkelkinder immer noch normale Gespräche mit der Frau führen, doch phasenweise erkannten sie sie kaum wieder. Als sie eines Tages dem Enkelsohn urplötzlich das Eis aus der Hand riss und sich vehement weigerte, es zurückzugeben, wurde es der Tochter zu viel. Sie drängte auf eine Computertomografie des Kopfes, die der Hausarzt schließlich anordnete.

Mit diesen Aufnahmen saß die Dame nun vor mir. Der Befund lautete: Verdacht auf ein Meningeom. Das ist ein meist gutartiger Tumor der Hirnhaut. Er wächst sehr langsam. Erst wenn er so groß ist, dass er Druck auf benachbarte Hirnregionen ausübt, treten erste Symptome auf. Das kann oft mehrere Jahre dauern. Die Art der Beschwerden ist abhängig vom Sitz der Geschwulst. Sie können von Riechstörungen bis zu Problemen mit der Motorik reichen.

Das Meningeom meiner Patientin hatte bereits einen Durchmesser von rund fünf Zentimetern und drückte auf den frontalen Kortex. Dieser Bereich des Gehirns steuert komplexe geistige Funktionen und gilt als Sitz der Persönlichkeit. Das war die Erklärung für das veränderte Verhalten der Patientin.

Nach einer genaueren Diagnostik mittels einer Kernspinuntersuchung konnten wir den Meningeom-Verdacht bestätigen und rieten zu einer operativen Entfernung. Andernfalls hätten sich die Symptome weiter verschlimmern und beispielsweise epileptische Anfälle auftreten können.

Die Operation dauerte sieben Stunden: Wir konnten den Tumor vollständig entfernen, es traten keine Komplikationen auf. Noch in der Klinik merkten wir, wie die Frau geistig wieder agiler wurde. Nachdem wir sie entlassen hatten, kümmerte sie sich wieder um die Balkonblumen, traf ihre Freundinnen und hütete fürsorglich die Enkelkinder.

Der Fall hat mir gezeigt, wie schnell Patienten Depressionen unterstellt werden, ohne alle anderen möglichen Ursachen für eine veränderte Persönlichkeit auszuschließen. Und dafür ist eben auch der genaue Blick ins Gehirn notwendig.

***Dr. Iris Zachenhofer** ist Fachärztin für Neurochirurgie am Otto-Wagner-Spital in Wien in Österreich und Autorin mehrerer Bücher.*

DER BLINDE FLECK DES LÄUFERS

Während eines Marathons stolpert ein Sportler ständig und klagt über Schmerzen im linken Auge. Der Streckenarzt findet eine Erklärung.

Von Dr. Thomas Cope
Aufgezeichnet von Astrid Viciano

Als der Patient zu mir kam, war er bereits dreizehn Stunden lang gelaufen. Ich arbeitete in jenem Jahr als Streckenarzt bei einem Ultramarathon im Januar: Der Wettkampf sollte sieben Tage dauern, und die Läufer würden insgesamt 429 Kilometer zurücklegen, auf einer der härtesten Strecken Großbritanniens. Es war Nacht, als der 44-Jährige an meinem medizinischen Checkpoint haltmachte. Seit zwei Stunden schmerzte sein linkes Auge, berichtete der Mann. Er könne schlecht sehen, sei bereits mehrfach gestolpert und vom Weg abgekommen. Ich kannte den Teilnehmer noch vom Vorjahr: ein großer, gesprächiger Herr, der stets mit anpackte, wenn wir bei der Vorbereitung des Rennens Hilfe brauchten. Ich hatte ihn als besonders schnellen Läufer in Erinnerung, der penibel auf seine Gesundheit achtete und schon bei vielen Ultramarathons mitgemacht hatte.

Als seine akuten Augenprobleme begannen, habe er zunächst an eine Unterzuckerung gedacht, erzählte er. Doch auch nachdem er gegessen hatte, klangen seine Beschwerden nicht ab, und er wandte sich an mich. Mir fiel gleich auf, dass sein linkes Auge tränte und stark gerötet war. Vor allem aber bemerkte ich, dass die Hornhaut des Auges nicht – wie üblich – klar und durchsichtig erschien. Stattdessen war das Gewebe in der unteren Hälfte grauweiß eingetrübt, als hätte der Mann eine kleine Wolke im Auge. Ich fragte ihn, ob er früher bereits Probleme mit den Augen gehabt habe. Er verneinte.

Seine Pupillen reagierten gut und gleich stark auf Licht; der Mann konnte beide Augen normal bewegen. Dann bat ich ihn, meine Finger zu zählen – nur bis zu einer Entfernung von drei Metern war dies ohne Probleme möglich. Schließlich nahm ich eine der üblichen Sehtesttafeln zur Hand und bat ihn, die Buchstaben in den verschiedenen Größen zu lesen. Schnell merkte ich, dass die Sicht auf dem linken Auge eingeschränkt war. Als ich den Mann bat, das rechte Auge mit einer Hand abzudecken, erschrak er, weil er mit dem linken Auge nur sehr verschwommen sehen konnte.

Die Rötung, der Tränenfluss, die Schmerzen und die Sehminderung sprachen dafür, dass der Patient unter einer Erosion, also einer Verletzung der Hornhautoberfläche litt. Da ich keine weiteren Untersuchungsgeräte am Checkpoint zur Verfügung hatte, begann ich, nach möglichen Ursachen für die Verletzung zu fragen. War ihm Schmutz ins Auge geflogen? Oder hatte der Ast eines Baumes das Auge gestreift? An beides konnte sich der Mann nicht erinnern. Uns blieb also nichts anderes übrig, als dem Patienten zum sofortigen Abbruch des Marathons zu raten. Unbehandelt hätte sich die Verletzung zu einem Geschwür entwickeln, sogar langfristig das Sehvermögen des linken Auges beeinträchtigen können. Enttäuscht stimmte der Läufer zu. Wir gaben ihm prophylaktisch Augentropfen mit Antibiotika, um eine bakterielle Infektion zu verhindern, und baten ihn, sich in der Apotheke ein antientzündliches Präparat zu besorgen.

Doch der Mann blieb nicht der Einzige mit diesen Symptomen: Im Laufe des Wettkampfs kamen noch weitere Läufer mit Augenproblemen zu uns – und bei den meisten traten die Beschwerden ebenfalls auf der linken Seite auf. Was hatte das zu bedeuten? Schließlich sah ich mir die Wetterbedingungen genauer an: Das Rennen fand an einem besonders ungemütlichen Wintertag statt, die Temperaturen lagen um den Gefrierpunkt, und die Windgeschwindigkeit der Böen betrug teilweise 130 Kilometer pro Stunde. Für die Läufer kam der Wind an jenem Tag auf der Strecke von der linken Seite. Da wurde mir klar, dass er bei den Betroffenen den schützenden Tränenfilm auf der Hornhaut entfernt haben musste und die Augen ausgetrocknet hatte. Die kalten Temperaturen hatten zudem bei einigen Läufern die Hornhaut an ihrer Oberfläche gefrieren lassen und schließlich zu deren Verletzung geführt.

In einem Monat wird ein Trainingswochenende für den nächsten Ultramarathon stattfinden. Normalerweise sprechen wir betreuenden Ärzte mit den Läufern über Fußpflege oder allgemeine Gesundheitsfragen. Ich werde die Sportler aber vor dieser Form der Augenverletzung warnen und sie bitten, sich Schutzbrillen aufzusetzen, ähnlich wie man es von Skiläufern kennt. Damit kein Sportler mehr den lang erwarteten Wettkampf wegen seiner Augen abbrechen muss.

Dr. Thomas Cope *ist Arzt in der Abteilung für Anästhesie an der Klinik Bristol Royal Infirmary in Bristol, Großbritannien.*

PULS IM KOPF

Ein Mann kann kaum mehr schlafen, weil ihn nachts ein Geräusch quält. Ein Arzt findet die Lösung, als der Patient erzählt, wie er sich bettet.

Von Dr. Ralf Langhoff
Aufgezeichnet von Constanze Löffler

Das Gesicht grau, die Augen tief eingefallen, die Stimmung nervös und fahrig: So erschien kürzlich ein Patient mittleren Alters in unserer Notaufnahme. Eine niedergelassene Gefäßspezialistin hatte ihn zu mir geschickt. Seit fünf Monaten raubte ihm ein Geräusch im Kopf den Schlaf. Wenn überhaupt, schlummerte er nur wenige Minuten am Stück, erzählte er. Tagsüber konnte er sich schlecht konzentrieren und kaum arbeiten. Freunde traf er nur noch selten. »Ich halte das nicht mehr aus«, sagte er.

Zuvor war der Mann bei zahlreichen Ärzten gewesen. Keiner hatte eine Ursache für seine Beschwerden gefunden. Ein HNO-Arzt hatte einen Tinnitus ausgeschlossen, eine Fehlwahrnehmung im Hörsystem. Auch einen Psychiater hatte der Mann konsultiert. Es stand die Verdachtsdiagnose »reaktive Depression« im Raum, weil seine Partnerin und er sich vor einigen Monaten getrennt hatten. War er deshalb so niedergeschlagen? Aber die Antidepressiva hatten keine Besserung der Symptome gebracht.

Die Gefäßspezialistin hatte schließlich die Halsgefäße des Patienten mit dem Ultraschallgerät untersucht. Möglicherweise verursachte ein verengtes Gefäß die Misstöne? Der Befund war aber ebenfalls unauffällig gewesen. Auch eine Computertomografie und eine Kernspinuntersuchung, die Engstellen im Kopf hätten nachweisen können, waren ergebnislos geblieben.

Der sichtbar gequälte Mann erzählte mir, dass das Geräusch in seinem Kopf pulssynchron war, also dem Herzschlag folgte. Das stützte die Vermutung, dass er ein Gefäßproblem hatte. Als wir über seinen Schlafmangel sprachen, berichtete er etwas Auffälliges: Er könne nur dann in den Schlaf finden, wenn er sein Kissen stark zusammengeknüllt in eine ganz spezielle, turmartige Position bringe und dann seinen Kopf hineindrücke. Ich ließ mir von ihm die Stelle zeigen, an der das Kissen seinen Schädel berührte. Sie lag auf der rechten Seite hinter dem Ohr. Ich hielt mein Stethoskop auf die Stelle und hörte ein »Maschinengeräusch« – ähnlich den Strömungsgeräuschen, die am Herzen entstehen, wenn es einen krankhaften Kurzschluss zwischen Hauptschlagader und Lungenarterie gibt. Mein Patient musste einen »Shunt«, eine Querverbindung, zwischen einem venösen und einem arteriellen Gefäß unter- oder oberhalb der Schädeldecke haben. Ich drückte mit dem Finger die Stelle, die von außen ganz normal aussah – und der Patient sagte sofort, dass das Geräusch nahezu verschwunden sei. Wahrscheinlich hatte ich ein Blutgefäß oberhalb der Schädeldecke abgedrückt, das die Laute im Inneren verursachte.

Um herauszufinden, welches Gefäß betroffen war, untersuchten wir den Patienten mittels einer Angiografie. Mit dieser Methode lassen sich selbst kleinste Blutgefäße im Körper detailliert darstellen. Zunächst spritzten wir dem Mann Kontrastmittel. Dann wurden in schneller Abfolge Aufnahmen von jener Region des Schädels angefertigt, in der wir das defekte Gefäß vermuteten. Die Bilder zeigten: Der Mann hatte eine oberflächliche Kurzschlussverbindung zwischen einem Seitenast der hinteren Kopfarterie und -vene.

Dieser Shunt war vermutlich bereits bei seiner Geburt angelegt gewesen. Mit zunehmendem Alter hatten die Gefäßwände nachgegeben, sodass sich der Kurzschluss richtig ausbilden konnte. Bedrohlich krankhaft war er nicht, da er sehr klein war. Allein die durch die Strömung entstehenden Geräusche ließen den Mann so sehr leiden. Dass er sie so laut wahrnahm, lag am »Knochenschall«: Der Knochen überträgt den Schall direkt auf das Innenohr. Mit einer kleinen Metallspirale verschlossen wir den Shunt. Wir schoben sie mittels eines sehr feinen Katheters von der großen Halsschlagader über zahlreiche Nebengefäße zu der betreffenden Stelle. Wegen der eingesetzten Spirale gerann das Blut in dem zuführenden Gefäß, der Kurzschluss wurde nicht länger durchströmt, und es entstanden keine Geräusche mehr.

Nach monatelangem Leiden war der Patient schlagartig beschwerdefrei. Er konnte wieder schlafen und arbeiten, und sein Lebensmut kehrte zurück.

Dr. Ralf Langhoff *ist Chefarzt der Abteilung für Gefäßmedizin am Sankt Gertrauden-Krankenhaus in Berlin.*

IM LAND DER RIESEN

Ein Mädchen leidet unter Kopfschmerzattacken und Visionen. Ist das Kind psychisch krank? Die Lösung erinnert an ein Märchen.

Von Dr. Petra Zwijnenburg
Aufgezeichnet von Astrid Viciano

Nichts ließ zunächst an eine ungewöhnliche Erkrankung denken, als jenes neunjährige Mädchen an einem Wintertag in die Notfallambulanz des St.-Lucas-Andreas-Krankenhauses in Amsterdam kam. Mit kluger und ernster Miene berichtete mir die Patientin, dass sie nach dem Gymnastikunterricht in der Schule plötzlich an Kopfschmerzen gelitten habe. Sie hatte einen Moment lang nur unsicher gehen können und stark beschleunigt geatmet. Als das Mädchen mit seinen Eltern bei uns in der Klinik eintraf, waren sämtliche Symptome bereits wieder verschwunden.

Die körperliche Untersuchung ergab keine Anzeichen für ein Leiden. Auch in der Familie waren keine vergleichbaren Symptome aufgetreten. Ich vermutete, dass die beschleunigte Atmung zu den Beschwerden geführt hatte, als Folge der körperlichen Anstrengung. Und schickte das Mädchen samt Eltern nach Hause – mit der Bitte, sich erneut bei uns vorzustellen, falls die Beschwerden wieder auftauchen sollten.

Zwei Wochen später kam die Patientin wieder. Diesmal berichtete sie, dass sie seit jenem Tag immer wieder unter Kopfschmerzattacken leide – und während dieser Attacken merkwürdige Visionen habe. Ich betrachtete das zierliche Mädchen mit den langen Haaren genau. Nein, die Patientin machte nicht den Eindruck, als erfinde sie mit ihrer kindlichen Fantasie seltsame Symptome. Im

Gegenteil: Sie wirkte stark verängstigt. Daher beschloss ich, sie in unsere Kinderklinik aufzunehmen.

Vier Tage lang beobachteten wir sie. Und wurden Zeugen äußerst merkwürdiger Attacken, die immer ähnlich abliefen: Die Augen des Mädchens richteten sich plötzlich neben oder über die anwesenden Personen; ein Blickkontakt war in diesen Momenten nicht herzustellen. Oft hielt sich die Patientin die Hände vor die Augen oder über den Kopf, wie um sich vor etwas zu schützen. Sie wirkte verstört und rief: »Nein, lass mich! Nein!« Nach maximal fünf Minuten kam sie wieder zu sich. Und berichtete mir, dass während der Attacken alle anwesenden Personen riesenhaft in die Höhe oder Breite wuchsen und oft abstruse Formen annahmen. In vier Tagen traten fünf solcher Attacken auf.

Litt das Kind an einer Psychose? Ich zweifelte. Nach den Anfällen war das Mädchen völlig klar im Kopf, konnte seine Visionen sogar aufzeichnen. Ratlos bat ich einen Neurologen, sich die Patientin anzusehen. Der Kollege kam zu dem Schluss, dass sie an Migräne litt. Solche Visionen kommen – wenn auch nur selten – bei dieser Erkrankung vor. Das erschien mir schlüssig, denn die Tante des Mädchens hatte ebenfalls Migräne. Also begannen wir eine Therapie mit Tabletten und entließen das Kind aus der Klinik.

Doch einige Wochen später kehrte das Mädchen zurück. Die Behandlung hatte nicht geholfen – im Gegenteil: Inzwischen litt die Patientin an fünf Anfällen pro Tag. Ich ließ daraufhin ihr Blut auf eine Infektion mit Epstein-Barr- und Coxsackie-Viren prüfen, um eine Hirnentzündung auszuschließen, fand jedoch keine Anzeichen dafür. Im Kernspintomogramm ergab sich auch kein Hinweis auf einen Hirntumor. Schließlich beschloss ich, ein EEG durchführen zu lassen – eine Untersuchung, bei der die elektrische Aktivität verschiedener Hirnbereiche gemessen wird. Prompt fanden wir Auffälligkeiten im rechten Stirnlappen, die auf eine Epilepsie hindeuteten.

Schon der Kollege aus der Neurologie hatte erwähnt, dass solche Visionen nicht nur bei Migräne vorkommen, sondern auch manchmal bei Epilepsie-Patienten. Das Mädchen litt an einem Alice-im-Wunderland-Syndrom, benannt nach dem im Jahr 1865 erschienenen Kinderbuch. Der britische Autor, Lewis Carroll, hatte vielleicht an ähnlichen Symptomen gelitten wie unsere Patientin. Und könnte sein Leiden als Inspiration für seine berühmte Erzählung genommen haben.

Wir begannen eine Epilepsie-Behandlung – nach zwei Tagen waren die Attacken vollständig verschwunden. Und ich fühlte mich in meinem Grundsatz bestärkt, meine Patienten stets ernst zu nehmen, auch wenn sie mit höchst merkwürdigen Symptomen zu mir kommen.

Dr. Petra Zwijnenburg *ist Kinderärztin und Fachärztin für klinische Genetik an der VU Universitätsklinik in Amsterdam in den Niederlanden.*

UNTER HOCHSPANNUNG

Ein Mann leidet seit Jahrzehnten unter Rückenschmerzen. Die Aufnahmen seiner Wirbelsäule wirken unspektakulär. Bis auf zwei winzige Details.

Von Dr. Christian Möller-Karnick
Aufgezeichnet von Nicole Heißmann

Der Patient kam Ende 2016 in desolatem Zustand zu mir. Er konnte sich kaum bewegen, ein Freund hatte ihn hergefahren. Mit Mühe schaffte er den kurzen Weg vom Parkplatz zum Klinikeingang und musste sich gleich hinlegen. »Bitte machen Sie was, damit es aufhört«, flehte der Mann. Er war Mitte siebzig und wirkte nicht weinerlich. Ein handfester, norddeutscher Typ, Segler. Aber er war völlig weich gekocht. »Sie können operieren, mir ist alles egal« – mit diesen Worten erteilte er mir quasi die Generalvollmacht.

Seit mehr als fünfzig Jahren litt er an Rückenschmerzen, die ihn durchzuckten wie ein Stromschlag, wenn er sich bückte oder streckte. Früher hatte es ihn etwa bei der Bundeswehr erwischt, wo er »auf allen vieren« in den Sanitätsbereich gekrochen war. Später war es auch auf dem Segelboot passiert. Seine Orthopäden sprachen von Hexenschuss und verschrieben Spritzen und Krankengymnastik.

2016 traf es ihn dann richtig: Im Spanienurlaub bekam er extreme Kreuzschmerzen, das rechte Bein sackte weg. Er fuhr in eine Klinik und wurde, vollgepumpt mit Spritzen und Tabletten, in den Flieger nach Deutschland verfrachtet. Mit starken Schmerzen in beiden Beinen kam er nun zu uns und brachte Kernspinbilder mit. Darauf sah man normalen Verschleiß an den Wirbeln.

Aber: Wenn Schmerzen plötzlich einschießen und bis in die Beine reichen, spricht das nicht für Verschleiß, sondern für eine Nervenproblematik. Ich dachte an einen Bandscheibenvorfall mit eingeklemmter Nervenwurzel, aber dabei strahlt der Schmerz eher in ein Bein – nicht in beide. Es hätte auch eine Spinalkanalstenose sein können, eine Verengung des Rückenmarkskanals. Zwischen den Wirbeln liegen kleine Gelenke, deren Knorpel sich im Alter abnutzen. Das gereizte Gelenk versucht sich zu reparieren, indem es mehr Knochenmasse bildet – der Wirbelkanal wird enger und quetscht die Nervenstränge. Die Folge: Kreuz- und Beinschmerzen, vor allem im Stehen. Im Sitzen oder Liegen ist es besser. Doch unser Patient konnte weder sitzen noch liegen.

Ich ließ weitere Kernspinbilder anfertigen. Ein Bandscheibenvorfall war nicht zu sehen, nur die leicht abgenutzten Wirbel. Aber mir fiel auf, dass das untere Ende des Rückenmarks, das in einen kegelförmigen Zipfel ausläuft, viel zu tief hing. Eigentlich reicht es bis zum obersten Lendenwirbel, hier endete es aber erst am vierten. Und noch etwas war ungewöhnlich: Von der Kegelspitze zieht sich ein dünnes, elastisches Bindegewebsband – das Filum Terminale – zum Steißbein. Dort ist es angewachsen. In diesem Filum sah ich weiße Fettfasern, die da nicht hingehörten.

Beides passte zu einem Tethered-cord-Syndrom, einem »angebundenen Rückenmark«. Dabei ist das Filum meist von Geburt an verkürzt und verhärtet und zerrt das Rückenmark nach unten. Die Patienten beschreiben das so, »als ob jemand an meinen Nerven zieht«. Tethered cord ist selten und wird meist operiert. Um sicherzugehen, dass wir richtig lagen, setzten wir Betäubungsspritzen in die Wirbelgelenke: War es doch nur Verschleiß, hätte der Schmerz nachgelassen. Aber er blieb.

Wir operierten den Mann in Vollnarkose. Ich fräste ein kleines Fenster in einen Lendenwirbel, öffnete die Rückenmarkshülle und durchtrennte das Filum Terminale, das in der Tat unter Hochspannung stand. Fast wäre es mir wie ein Gummiband weggesprungen. Ich musste es mit der Klemme gut festhalten, um noch ein Stück für die Pathologen abzuschneiden. Als ich den Patienten tags darauf besuchte, sagte er erleichtert: »Es ist weg.« Nach zehn Tagen wurde er entlassen.

Gerade bei Rückenschmerzen sollten wir Mediziner uns hüten, bei »typischen« Konstellationen in übliche Denkmuster zu fallen: Wonach schaut man als Arzt zuerst? Nach den Symptomen, die man ohnehin täglich sieht. Aber im Fahrwasser des Normalen verstecken sich eben auch seltene Leiden. Der Patient war vor ein paar Monaten noch mal bei uns und bedankte sich: »So gut war mein Rücken zuletzt, als ich zwanzig war.« Dieses Glück hätten wir ihm nie ermöglichen können, wenn wir nur an Naheliegendes gedacht hätten.

Dr. Christian Möller-Karnick *ist Chefarzt der Abteilung für Wirbelsäulen- und Neurochirurgie am Krankenhaus Tabea in Hamburg.*

MUNDWERK

Ein Mann hat Erektionsprobleme. Liegt es an der Psyche? Ein Spezialist entdeckt, dass sich die Ursache woanders verbirgt – und verschafft Abhilfe.

Von Professor Dr. Frank Sommer
Aufgezeichnet von Constanze Löffler

Vor einiger Zeit saß ein Patient besorgt in meiner Sprechstunde. »Ich will nicht die nächsten vierzig Jahre eine Pille schlucken müssen, um Sex zu haben«, klagte er, »sagen Sie mir, was bei mir los ist.« In unserer Spezialambulanz sehen wir jedes Jahr Tausende Männer mit diesem Problem: Erektionsstörung.

Der Anfang Fünfzigjährige war seit Langem glücklich liiert, seine Frau und er schliefen mehrmals die Woche miteinander. Doch seit über einem Jahr hatte er Schwierigkeiten, eine Erektion zu bekommen. Ein Urologe hatte ihn untersucht und nichts gefunden. Zwei weitere Urologen waren ratlos gewesen und hatten Viagra verschrieben: ein Medikament, das dazu führt, dass sich die Gefäße im Penis weiten und er mehr durchblutet wird.

Obwohl ihm die Tablette half, ließ der Mann nicht locker: Er wollte den Grund für seine Probleme herausfinden. Er ging sogar ein Dreivierteljahr zum Psychologen. Dank der Gespräche kam er besser damit klar, dass es im Bett nicht mehr so gut lief, aber Viagra musste er trotzdem vor dem Sex schlucken.

Der Patient sah fit aus: Er war schlank, joggte, ernährte sich gesund und wirkte jünger, als er war. Rein äußerlich war er nicht der typische Impotenzpatient: Viele der Männer, die mich deshalb aufsuchen, sind übergewichtig, haben einen erhöhten Blutzucker, Herzprobleme oder eine Prostata-OP hinter sich.

Bis vor zwanzig Jahren glaubte man, dass Erektionsstörungen meist eine psychische Ursache haben. Mittlerweile aber finden wir in neun von zehn Fällen einen organischen Grund: etwa verkalkte Arterien durch Übergewicht oder verletzte Gefäße oder Nerven aufgrund einer Operation im Becken.

Ich machte eine ausführliche Anamnese und ließ ihn spezielle Fragebögen ausfüllen. Dann prüfte ich die Funktion der Penisgefäße mithilfe einer speziellen Ultraschalluntersuchung. Die Gefäße im Penis, die auf dessen Oberseite und in der Tiefe des Gewebes verlaufen, sind die leistungsstärksten des männlichen Körpers. Damit sich im Geschlechtsorgan genug Blut für eine Erektion sammelt, rauscht in Spitzenzeiten die vierzig- bis hundertfache Menge hindurch. Wegen des Durchmessers von ein bis zwei Millimetern sind die Arterien sehr empfindlich. Deshalb kann eine Gefäßerkrankung frühzeitig Erektionsstörungen auslösen – lange bevor der Patient andere Anzeichen wie etwa Herzschmerzen bemerkt.

Die Untersuchung zeigte, dass der Penis auch im Normalzustand zu wenig durchblutet war. Der Patient bekam einen Fragebogen, mit dem wir nach anderen Durchblutungsstörungen sowie nach Herz-Kreislauf-Erkrankungen in der Familie forschen. Seit 2010 gibt es in dem Bogen acht Fragen zur Zahngesundheit. Wissenschaftler entdeckten, dass chronische Erkrankungen des Zahnfleischs die Potenz mindern können. Je gravierender die Zahnbetterkrankung oder Parodontitis, desto schlimmer sind die Beeinträchtigungen. Eine Parodontitis wird durch Bakterien in den Zahnfleischtaschen ausgelöst – das kann Folgen im gesamten Organismus haben: Experten sehen einen engen Zusammenhang mit Herz-Kreislauf-Erkrankungen, Diabetes, einem erhöhten Risiko für Frühgeburten – und Impotenz.

Die Antworten des Patienten waren alarmierend: Er nutzte weder Zahnseide noch Zwischenraumbürsten, sein Zahnfleisch war stark entzündet und blutete häufig. Potenzprobleme und Zahnfleisch standen offenbar in Zusammenhang. Die Parodontalkeime bilden Giftstoffe, die das Abwehrsystem des Körpers befeuern. Die Immunantwort kann gesundes Gewebe angreifen – wie etwa die feinen Penisgefäße. Seitdem wir unser Augenmerk auch auf die Gesundheit im Mund legen, finden wir jedes Jahr ein oder zwei Patienten, bei denen Parodontitis und Potenzprobleme zusammenhängen.

Wir schickten den Mann zum Zahnarzt, dort wurde ein halbes Jahr lang sein Zahnfleisch behandelt. Als ich ihn ein Jahr später erneut in unserer Ambulanz traf, hatte er wieder erfüllten Sex, ganz ohne Medikamente. Seitdem geht er zweimal jährlich zur professionellen Zahnreinigung.

Professor Dr. Frank Sommer *ist Spezialist für Männergesundheit am Universitätsklinikum Eppendorf in Hamburg.*

LOBET DIE FEIERTAGE!

Ein Schweißer voller Wunden muss mit hohem Fieber auf die Intensivstation. Eine Laborantin entdeckt die Ursache – dank des Osterfests.

Von Dr. Joachim von Essen
Aufgezeichnet von Inga Olfen

Der Mann wurde vor vielen Jahren kurz vor Ostern in die Hautklinik eingeliefert, in der ich damals arbeitete. Der Mittvierziger war schwer krank: Er hatte hohes Fieber und mehrere abszessartige – also eiternde – Wunden an den Armen. Woher kamen diese heftigen Symptome?

Bei der Anamnese erfuhr ich, dass der Mann Schweißer war und sich kurz zuvor bei der Verlegung von Rohren im Erdreich am Arm verletzt hatte. War dabei ein Fremdkörper eingetreten? War eine Infektion dieser Wunde der Grund für die Eiteransammlung? Grundsätzlich können Abszesse durch äußere Einflüsse entstehen, manchmal treten sie aber auch ohne diese auf – und können durch eine Abwehrschwäche des Patienten begünstigt werden.

Zur weiteren Untersuchung schickte ich bakteriologische und mykologische Abstriche von den Wunden ins Labor, um zu klären, ob Bakterien oder Pilze die Entzündungen verursachten. Sicherheitshalber verordnete ich ein Breitbandantibiotikum – aber das Fieber blieb hoch, und die Wunden eiterten weiter. Auch die Laboruntersuchungen zeigten zunächst keine Resultate.

Ich ging ins Osterwochenende und hoffte, dass sich der Zustand des Patienten bessern werde. Als ich aber nach den Feiertagen wieder auf die Station kam, war der Mann nicht mehr da. Die Kollegen hatten ihn auf die Intensivstation verlegt, denn sein

Zustand hatte sich dramatisch verschlechtert. Er war immer schwächer geworden, und sein Bewusstsein hatte sich eingetrübt. Um den Grund dafür so schnell wie möglich zu klären, wurde eine Computertomografie des Kopfes gemacht. Dort zeigten sich mehrere ein bis zwei Zentimeter große Abszesse im Gehirn.

Während wir noch rätselten, wie es zu diesem lebensbedrohlichen Zustand gekommen sein könnte, rief mich die Laborantin des Kliniklabors, eine sehr erfahrene und professionelle Kollegin, an. Sie war ganz aufgeregt, denn sie hatte die Ergebnisse der Abstriche auf den Kulturplatten verspätet abgelesen und Nocardien gefunden. Das sind Umweltbakterien, die grundsätzlich überall auf der Welt in der Luft, im Boden, im Wasser und Abwasser vorkommen und auf verschiedenen Wegen in den Körper gelangen können: einerseits über die Lunge, andererseits über Verletzungen der Haut. In der Lunge führen sie zu einer Entzündung sowie zu Abszessen. Man spricht dann von einer Nocardiose.

Von der Lunge aus können die Bakterien über das Blut in verschiedene Organe gelangen und damit eine sogenannte systemische Nocardiose auslösen. Dabei befallen sie bevorzugt das zentrale Nervensystem und führen zu einer Entzündung des Gehirns. Die Keime können aber auch in verschiedenen Schichten der Haut Abszesse auslösen. Dann spricht man von einer oberflächlichen Nocardiose. Das waren die Symptome, mit denen der Mann zu uns in die Dermatologie gekommen war.

Diese speziellen eitrigen Entzündungen der Haut werden von zwei Arten von Nocardien ausgelöst – und eine davon hatte die Kollegin nun in der Petrischale unseres Labors gefunden. Ein großer Zufall! Denn nur weil über die Ostertage im Labor nicht gearbeitet worden war, waren die Proben länger als üblich dort geblieben. Nocardien wachsen in den Petrischalen eher langsam. Und da Nocardiosen in Deutschland nur sehr selten vorkommen, war es, zumindest damals, nicht Standard, auf einen derartigen Bewuchs zu warten. Nun hatte die Zeit uns in die Hände gespielt. Denn sonst wären wir dem Erreger wohl nicht rechtzeitig auf die Spur gekommen.

So verstand ich nach kurzem, intensivem Literaturstudium die eigentliche Ursache für die potenziell tödlich verlaufende Erkrankung des Patienten: Weichteilausbreitung und Abszessbildung durch Nocardien bis ins Gehirn. Weitere Untersuchungen zeigten dann auch einen Befall der Lunge. Wir konnten dem Mann endlich helfen. Er bekam eine spezielle Antibiotikatherapie und wurde damit gerettet. Nach zwanzig Tagen entließen wir ihn als geheilt. Ich habe den Patienten später noch einmal getroffen und war sehr erleichtert, ihn wohlbehalten und gesund zu sehen. Ein kleines Osterwunder.

Dr. Joachim von Essen *ist niedergelassener Dermatologe in Hamburg.*

DER RETTENDE STROMSTOSS

Das Herz einer jungen Frau wird immer schwächer, sie kann kaum noch Treppen steigen. Ein Spezialist findet die Ursache und kann sie heilen.

Von Professor Dr. Hendrik Bonnemeier
Aufgezeichnet von Bernhard Albrecht

Für Krankheiten mit unbekannter Ursache gibt es ein Fachwort: »idiopathisch«. Ärzte müssen vorsichtig sein mit diesem Begriff. Nennt man eine Erkrankung vorschnell idiopathisch, sucht möglicherweise niemand mehr nach einer behandelbaren Ursache.

Das zeigt der Fall einer 43-jährigen Patientin, die so schwer herzkrank war, dass ein Kardiologe ihr angekündigt hatte, man müsse bald nach einem Spenderherzen für sie suchen. Angefangen hatte alles eineinhalb Jahre zuvor. Sie habe gelegentlich »Herzstolpern« verspürt. Ein niedergelassener Kardiologe entdeckte im EKG eine Rhythmusstörung, die er aber als harmlos bezeichnete. Einige Monate später fühlte sich die Frau zunehmend kraftlos. Ihre Fußgelenke schwollen an und ein trockener Husten plagte sie. Diesmal schickte der Arzt sie als Notfall ins Krankenhaus. In einer Ultraschalluntersuchung zeigte sich eine Pumpschwäche des Herzens. Das Blut staute sich im Körper und in der Lunge – deshalb die geschwollenen Fußgelenke und der Husten.

Woher aber kam diese Herzschwäche? Häufig ist eine Herzkranzgefäßerkrankung der Grund. Das war unwahrscheinlich – die Patientin war jung, Nichtraucherin, und in ihrer Familie hatte es keine Herzinfarkte gegeben. Die Katheteruntersuchung ergab, dass die Kranzgefäße weder verstopft noch verengt waren. Ohne klare Diagnose wurde die Patientin nach Hause geschickt.

Doch schon bald konnte sie wegen der Atemnot kaum noch Treppen steigen und verbrachte die meiste Zeit auf der Couch. Eine Haushaltshilfe wurde angestellt, Freunde brachten die Kinder zur Schule. Wieder kam sie ins Krankenhaus. Die Ärzte suchten jetzt nach einer Schädigung des Herzmuskels, bedingt etwa durch Rheuma, Stoffwechselkrankheiten oder eine Entzündung nach einem verschleppten grippalen Infekt. Bei ihr fanden sich dafür keine Hinweise. Man untersuchte eine Gewebeprobe des Herzmuskels unter dem Mikroskop. Das Ergebnis: unauffälliger Befund. Mangels einer anderen Erklärung stellten die Ärzte nun die Verdachtsdiagnose »idiopathische Herzmuskelschädigung«. Die Frau bekam drei Medikamente, die sollten die Pumpkraft des Herzens unterstützen.

Dass mir die Patientin vorgestellt wurde, war Zufall. Ich hatte Hintergrunddienst, als mich ein Assistenzarzt auf sie ansprach. Tags zuvor hatte der Kardiologe sie eingewiesen, weil sich die Herzfunktion akut verschlechtert hatte. Ich warf einen Blick auf das EKG. Es besteht aus zwölf Einzelkurven, die bei jeder Herzerkrankung auf andere Weise charakteristisch verändert sind. Man braucht viele Jahre Erfahrung, um das Kurvenbild lesen zu können.

Ich erkannte einen Störherd in der linken Herzkammer: Dort hatte sich ein Verbund von Herzmuskelzellen selbstständig gemacht und erzeugte eigene Herzschläge. Fast jeder zweite Herzschlag war ein Extraschlag aus der Kammer. Die Ursache der Herzschwäche war also jene Rhythmusstörung, die eineinhalb Jahre zuvor als harmlos gewertet worden war. Das war insofern richtig gewesen, als es sich um eine »gutartige« Störung handelte – die Extraschläge konnten nicht zum lebensgefährlichen Kammerflimmern führen. Doch sie traten zu häufig auf, nach jedem Extraschlag pumpte das Herz zu wenig Blut in den Kreislauf. Der Herzmuskel arbeitete hart und kam trotzdem nicht hinterher. Schließlich war er ermüdet und hatte sich ausgedehnt. Die Folge: Herzschwäche.

Das hatte niemand erkannt, weil die physiologischen Zusammenhänge meistens andersherum sind: Herzmuskelerkrankungen führen fast immer zu Rhythmusstörungen. Dass es sich in seltenen Fällen auch umgekehrt verhalten kann, also Rhythmusstörungen zu Herzmuskelschädigungen führen, ist erst seit Kurzem wissenschaftlich gesichert.

Die Therapie besteht darin, den autonomen Verbund von Herzmuskelzellen zu zerstören. Ich führte einen Katheter zum Herzen und legte den Störherd mit Stromstößen still. Fortan hatte die Patientin keine Rhythmusstörung mehr, binnen Monaten erholte sich der Herzmuskel. Heute braucht sie keine Medikamente, kann sich normal belasten und arbeitet wieder. Hätte die Diagnose »idiopathische Herzmuskelschädigung« fortbestanden, würde sie möglicherweise jetzt an der Herz-Lungen-Maschine hängen und auf ein Spenderorgan warten.

***Professor Dr. Hendrik Bonnemeier** ist Stellvertretender Direktor der Klinik für Innere Medizin III an der Universitätsklinik Schleswig-Holstein in Kiel.*

DIE SPUR DER KRISTALLE

Ein sportlicher Mann hat immer wieder Knieschmerzen, selbst ein Kunstgelenk bringt keine Linderung. Erst eine Blitzaktion löst das Rätsel.

Von Dr. Ulrich Bader
Aufgezeichnet von Constanze Löffler

Der Patient war eine eindrucksvolle Erscheinung: über 1,90 Meter groß und durchtrainiert. Der Mittfünfziger trieb in seiner Freizeit viel Sport. Doch seit mehr als einem Jahr zwangen ihn Schmerzen im Knie, häufiger zu pausieren. Ich entschloss mich zu einer Spiegelung des Kniegelenks: Der Knorpel sah stark abgenutzt aus, und die Oberflächen der Menisken waren zerfasert. Ich trug überflüssiges Gewebe ab, glättete die Menisken und spülte die Gelenkhöhle. Nach dem Eingriff hatte der Mann weniger Beschwerden.

Zwei Jahre später saß er wieder in der Praxis, mit dickem Knie und Schmerzen. Computertomografie- und Kernspinaufnahmen zeigten, dass der Verschleiß fortgeschritten war. Wegen der Beschwerden beschlossen wir, ein künstliches Gelenk einzusetzen, und nach der OP war der Patient schmerzfrei. Doch drei Monate danach tauchte er erneut auf: Das neue Knie war dick und tat weh. Eine Infektion? Ich fand aber keine Bakterien in der Gelenkflüssigkeit. In den nächsten Wochen blieb das Knie geschwollen. Erst als ich Kortison ins Gelenk spritzte, beruhigte es sich.

Was war da los? Mittels Knochenszintigrafie und Kernspinuntersuchung schloss ich aus, dass sich die Prothese gelockert hatte oder infiziert war. Eine Computertomografie des Beckens widerlegte auch den Verdacht, dass dort ein Tumor saß, der den Blutfluss behinderte. Der Patient wurde auf diverse rheumatische Erkrankungen, Borreliose und eine Implantatallergie durchgecheckt – ohne Ergebnis.

Über die Jahre waren die Blutwerte des Mannes unauffällig gewesen. Nur der Harnsäurespiegel lag mit sechs Milligramm pro Deziliter an der oberen Grenze. Harnsäure ist ein Stoffwechselprodukt, das bei Gicht erhöht ist: Bei der Krankheit lagern sich Harnsäurekristalle im Gelenkspalt ab und verursachen Schmerzen und Entzündungen. Gicht gilt als Wohlstandskrankheit: Fleischreiche Ernährung, Alkohol und wenig Bewegung erhöhen das Risiko. Als beim nächsten Mal der Grenzwert überschritten war, verschrieb ich dem Patienten das harnsäuresenkende Mittel Allopurinol. Ich riet ihm, sich fleischarm zu ernähren und keinen Alkohol zu trinken. Daraufhin sank der Harnsäurespiegel in den Normbereich.

Etwas später allerdings hatte der Patient erstmals einen schmerzhaften Gichtanfall: Der große Zeh und der Vorderfuß waren dick, rot und heiß. Doch der Harnsäurewert lag an jenem Tag im Normbereich. Frühere Gewebeproben, die ich bei der Kniespiegelung und der Operation entnommen hatte, hatten nie einen Hinweis in Richtung Gicht gegeben – die Kollegen im Labor hätten sonst typischerweise unter dem Mikroskop Kristalle sehen müssen. Allerdings: Die Kristalle zerfallen meist innerhalb weniger Stunden und lassen sich dann nicht mehr nachweisen.

Ich bat den Patienten, das nächste Mal, wenn das Knie anschwellen würde, sofort in die Praxis zu kommen, um frische Gelenkflüssigkeit zu entnehmen. Einige Zeit später war es so weit. Dieses Mal gelang es den Kollegen im Labor, Kristalle nachzuweisen. Damit war bewiesen: Gicht war der Grund für die Schmerzen und Schwellungen. Ich verdoppelte die Dosis des Allopurinols, und die Harnsäurewerte sanken auf die Hälfte des bei Gesunden üblichen Werts. Innerhalb weniger Wochen war der Mann beschwerdefrei. Heute kann er wieder Rad fahren, wandern und Volleyball spielen.

Nach einer OP können Gichtanfälle infolge der Gewebeverletzung auftreten, oft passiert das aber zwei bis drei Wochen nach dem Eingriff. Die Werte normalisieren sich meist schnell, sobald der Körper den Stoff abgebaut hat. Bei meinem Patienten war das Knie erst drei Monate nach der OP dick geworden – und geblieben. Gichtpatienten ernähren sich oft ungesund und haben typischerweise eine fahle Gesichtsfarbe. Aber all das war bei meinem Patienten nicht der Fall.

Seither denke ich bei solchen Beschwerden auch an Gicht, selbst wenn die Harnsäurewerte des Betroffenen normal sind. So habe ich bislang eine Handvoll weiterer Gichtpatienten mit normalen Harnsäurewerten behandelt, deren Gelenkbeschwerden sich nach einer strengen Allopurinol-Therapie normalisiert haben.

***Dr. Ulrich Bader** ist Orthopäde und Unfallchirurg in der Orthopädischen Praxisklinik Gräfelfing in München.*

DER HUND IN DEN KISSEN

Es beginnt mit roten Pöckchen auf der Haut. Drei Monate später leidet die junge Patientin an heftigem Ausschlag und einem geschwollenen Hals. Doch den Arzt macht vor allem der weiche Bauch stutzig.

Von Dr. Michael Tank
Aufgezeichnet von Alexandra Kraft

Das Mädchen litt sehr, das sah ich sofort. Sein Körper war überzogen von Quaddeln, so, als hätte es sich in Brennnesseln gewälzt. Die roten kleinen Schwellungen waren überall auf der Haut und juckten wie verrückt. Die Siebzehnjährige hatte Nesselsucht, das war auf den ersten Blick klar. Eine häufige Erkrankung, bei der durch eine Fehlfunktion des Immunsystems der Botenstoff Histamin freigesetzt wird. Das führt zu Wassereinlagerungen und Juckreiz, der Körper reagiert allergisch. Im schlimmsten Fall schwellen die Schleimhäute im Hals an. Dann droht in kürzester Zeit der Erstickungstod.

Aber was hatte bei der Schülerin die Nesselsucht ausgelöst? Schon drei Monate plagte sie der Ausschlag. Sie erzählte mir, wie verzweifelt sie war. Wie sehr sie fürchtete, nie mehr gesund zu werden. Und dass sie ihre Abiturprüfungen absagen musste, weil sie zu oft in der Schule gefehlt hatte. Sie traute sich kaum mehr aus dem Haus zu gehen, so sehr war sie von der Krankheit gezeichnet. Wenige Tage bevor sie zu mir kam, war ihr Hals so stark geschwollen, dass ihr Kinn nicht mehr zu sehen war.

Ich fragte sie nach dem Verlauf der Krankheit. Sie erzählte, die Beschwerden hätten im Sommerurlaub mit ein paar roten Stellen auf dem Bauch begonnen. Harmlose Hitzepickelchen, hatte sie gedacht. Aber seitdem war es von Tag zu Tag schlimmer geworden. Bevor sie in meine Praxis kam, war sie bei unzähligen Ärzten gewesen. Sie schluckte Allergietabletten, sogar hoch dosiertes Kortison, von dem sie in vier Wochen zehn Kilo zugenommen hatte. Als sie das Medikament absetzte, war der Ausschlag wieder da.

Sie war auch für eine Woche in einer Hautklinik gewesen. Hier fanden die Mediziner Chlamydien, eine Bakterienart, die hauptsächlich beim Sex übertragen wird. Die Patientin war aber Jungfrau. Ihr Vater war entsetzt, glaubte, seiner Tochter nicht mehr trauen zu können. Sie dagegen hoffte, dass sie jetzt endlich gesund würde. Ein Antibiotikum sollte die Heilung bringen. Aber der Teenager wurde wieder enttäuscht – das Medikament half nicht.

Chlamydien als Auslöser für eine starke Nesselsucht? Noch nie hatte ich von einem solchen Zusammenhang gelesen. Auch fand ich trotz langer Suche keine Studie, die diese Diagnose belegte. Ich ließ die verzweifelte Patientin einen elf Seiten langen Fragebogen ausfüllen, um möglichst viel über ihre Lebensgewohnheiten zu erfahren. Was aß sie? Wie viel schlief sie? Wie oft ging sie pro Tag zur Toilette? Die Antwort auf diese letzte Frage lieferte mir den entscheidenden Hinweis. Die junge Frau schrieb, sie habe mindestens viermal am Tag Stuhlgang. Das war auffällig viel. Hier musste ich also weiter nachforschen.

Bei der körperlichen Untersuchung spürte ich deutliche Veränderungen. Besonders am Bauch bemerkte ich muskuläre Störungen. Er war außergewöhnlich kraftlos. Ein Hinweis für mich, dass ihr Darm nicht richtig arbeitete. Zusammen mit den Antworten aus dem Fragebogen war ich nun sicher, den Auslöser für die überschießende Immunreaktion zu kennen: Die Patientin hatte Würmer.

Bei den Stuhluntersuchungen im Krankenhaus war das nicht aufgefallen, weil nicht jeder Wurmtyp Eier absondert. Und mittels Bluttest ist solch ein Befall schwer nachzuweisen. Ich verordnete ein Anti-Wurm-Mittel. Schnell besserte sich der Zustand des Mädchens, zwei Wochen später waren alle Quaddeln verschwunden.

Woher die Patientin die Würmer hatte? Mit ziemlicher Sicherheit von ihrem Hund, der oft bei ihr im Bett schlief. Aber es gibt noch viele andere Übertragungswege. Etwa über Hühnereier, die zwar sauber aussehen, auf deren Schale der Parasit aber kleben kann. Auch Sushi ist häufig mit Würmern belastet. Sogar durch einfache Insektenstiche können sie übertragen werden.

Den Eltern konnte ich dann noch eine weitere Sorge nehmen. Ihre Tochter hatte sich vermutlich nicht beim Sex mit Chlamydien angesteckt, sondern wahrscheinlich im schlecht gechlorten Schwimmbadwasser. Wegen Leuten, die das Becken mit einer Toilette verwechselt hatten.

***Dr. Michael Tank** ist Hautarzt, Allergologe und Sportmediziner in Hamburg.*

HÖLLISCHE QUALEN

Seit fast vierzig Jahren hat eine Frau immer wieder extreme Schmerzen. Die Ärzte halten sie für eine Hypochonderin – bis die Ursache ans Licht kommt.

Von Professor Dr. Peter Härle
Aufgezeichnet von Nicole Simon

Es ist nun einige Jahre her, dass ich morgens vor dem Zimmer einer 73-jährigen Frau stand, die in der Nacht auf unsere Station aufgenommen worden war. Mein Oberarzt berichtete während der Visite, was passiert war: Ein Krankenwagen hatte die Dame in die Notaufnahme gebracht. Sie litt unter derart starken Schmerzen im Oberkörper, dass sie sich kaum bewegen und nur schwer atmen konnte. Die Ärzte vermuteten einen Herzinfarkt oder eine Lungenembolie. Doch weder das EKG noch die ersten Bluttests waren auffällig. Für eine schwere Erkrankung gab es zunächst keine Anzeichen.

Wegen der ungewöhnlich heftigen Schmerzen holte der Arzt den diensthabenden Rheumatologen hinzu. Es stellte sich heraus, dass die Frau seit fast vierzig Jahren immer wieder an starken Attacken litt. Nicht immer war es der Brustkorb, der ihr Probleme machte. Mal kam der Schmerz aus der Leiste, mal schoss er in den Rücken. Immer aber war er kaum zu ertragen. In der Krankenakte zeigte die Skala zur Schmerzeinschätzung die maximal mögliche Intensität an.

Zusammen mit den Kollegen ging ich die Testergebnisse aus der Nacht und vom Morgen durch. Die Leber- und Nierenwerte sahen völlig normal aus, die Gerinnung war in Ordnung, Herz und Lunge funktionierten. Und auch ein Ultraschall der Gallenwege und der Bauchspeicheldrüse hatte keine Unregelmäßigkeiten aufgedeckt. Es gab nicht einen Hinweis auf ein gesundheitliches Problem – bis auf diese Schmerzen.

Übersahen wir etwas? Oder hatten die Beschwerden vielleicht gar keine körperliche Ursache, sondern eine psychische? Ich betrat ihr Zimmer und stellte mich vor.

Mittlerweile machte sie einen deutlich besseren Eindruck. Die starken Schmerzmittel hatten ihr Leiden ein wenig gelindert. Noch wichtiger war wohl unser Versuch gewesen, eine Ursache für die Qualen zu finden – die Frau fühlte sich nach langer Zeit wieder ernst genommen. Unzählige Ärzte hatte sie schon um Hilfe gebeten, ein Grund für die Schmerzen wurde nie gefunden. Irgendwann kamen die meisten Fachleute zu dem gleichen Schluss: Sie sei eine Hypochonderin, eine eingebildete Kranke.

Aus reiner Verzweiflung hatte die Frau sogar paramedizinische Methoden ausprobiert. Sie erzählte mir von schädlichen Erdstrahlen: Sie hatte ihr Haus auf der Suche nach Energiebahnen vermessen lassen und Kristalle unter das Bett gelegt, um Magnetfelder abzulenken – dafür hatte sie sehr viel Geld gezahlt.

Noch einmal ließ ich mir ihre Krankengeschichte schildern. Nicht nur die Schmerzen machten ihr seit Jahrzehnten zu schaffen. Sie hatte auch früh mit Zahnfleischbluten zu kämpfen. Trotz penibler Mundpflege waren ihr schon in jungen Jahren alle Zähne ausgefallen. Konnte das mit den Schmerzen zusammenhängen?

Mir kam eine Idee. Ich ordnete eine Kernspintomografie an. Tatsächlich, der erste Hinweis: Die Knochenteile am Übergang der Rippen zur Wirbelsäule waren auf den Bildern deutlich aufgehellt – ein Zeichen für einen entzündlichen Prozess. Auf dem Röntgenbild des Beckens zeigten sich zudem Verwachsungen bei der Verbindung von Kreuz- und Darmbein.

Das war die Lösung! Die Frau litt an einer Spondyloarthritis, einer entzündlich-rheumatischen Systemerkrankung mit einem

Sonderverlauf. Ihr Immunsystem reagierte immer wieder derart über, dass sich vor allem die Sehnenansätze der Muskeln an den Knochen entzündeten – nicht nur an der Wirbelsäule, sondern auch im Kiefer. Zur Sicherheit ließen wir noch einen genetischen Marker bestimmen: ein Protein auf der Oberfläche von weißen Blutkörperchen, das sich bei dieser Krankheit häufiger zeigt. Auch er war positiv. Nach vierzig Jahren war die Ursache für ihre Schmerzen gefunden.

Als ich der Patientin von der Diagnose erzählte, brach sie regelrecht zusammen, Tränen liefen ihr über das Gesicht. Wir begannen sofort mit einer modernen Biologika-Therapie. Diese Wirkstoffe greifen gezielt in den Krankheitsmechanismus ein und dämpfen das überaktive Immunsystem. Nach nicht einmal einer Woche waren die Beschwerden verschwunden – und sie kamen bis heute nicht wieder.

***Professor Dr. Peter Härle** ist Chefarzt der Klinik für Rheumatologie, Klinische Immunologie und Physikalische Therapie am Katholischen Klinikum Mainz.*

STAU IM OHR

Ein Teenager leidet seit Jahren an seltsamen Hustenattacken. Bei der Suche nach der Ursache entdeckt ein HNO-Arzt eine Falte im Gehörgang.

Von Professor Dr. Franck Jégoux
Aufgezeichnet von Astrid Viciano

Der Patient hatte eindeutig keine große Lust, in meiner Sprechstunde zu sitzen. Als ich den damals Vierzehnjährigen zum ersten Mal sah, lümmelte er auf einem Stuhl herum. Seit sieben Jahren waren seine Eltern mit ihm von Arzt zu Arzt geeilt. Seit sieben Jahren versuchten sie herauszufinden, warum er unter Husten litt. Der Junge wirkte nicht besonders geplagt; er sah kerngesund aus und konnte regelmäßig Sport treiben. Lediglich einmal am Tag bekam er einen Hustenanfall, der mehrere Minuten dauerte. Das ließ seinen Eltern keine Ruhe. Sie schilderten mir die Krankengeschichte.

Aus Erfahrung wusste ich, dass es schwer sein würde, eine Ursache zu finden. Viele andere Kollegen hatten den Jugendlichen bereits untersucht – ohne Erfolg. Warum sollte es mir anders ergehen? Gleichzeitig war mir klar, dass es sich um keine lebensbedrohliche Krankheit handeln konnte. Der Junge hustete schließlich schon so lange – ohne dass sich sein Allgemeinzustand verschlechtert hatte. Einen Tumor der Atemwege konnte ich also ausschließen, eine chronische Lungenentzündung ebenfalls. Zumal diese Erkrankungen mit weiteren Symptomen einhergehen würden.

Mir fielen drei weitere mögliche Ursachen für trockenen Husten ein: Erstens konnte es sein, dass Magensaft in die Luftröhre geriet und diese reizte. Das hatten jedoch andere Ärzte bereits ausgeschlossen. Zweitens konnte Asthma der Grund für den Husten sein – vor allem jene Art, die durch körperliche Anstrengung ausgelöst wird. Doch auch dafür hatten andere Kollegen keinen Hinweis gefunden. Und drittens konnten Allergien die Beschwerden verursachen. Allerdings hatten ausgiebige Tests diese Annahme bereits widerlegt. Was blieb mir also noch als Alternative? Ich war ratlos.

Die Eltern berichteten, dass der Junge sieben Jahre zuvor am rechten Ohr operiert worden war. Die Kollegen hatten ein Cholesteatom, auch Zwiebelgeschwulst genannt, aus dem Gehörgang entfernt. Kurz nach dem Eingriff hatte der Husten begonnen. Doch bei der Untersuchung der Gehörgänge war mir nichts aufgefallen. Im rechten Ohr hatte sich nur ein kleiner Pfropfen Ohrenschmalz gebildet. Den entfernte ich vorsichtig und schickte den Patienten zunächst wieder nach Hause.

Als der Junge sich nach vier Wochen wieder bei uns vorstellte, berichteten die Eltern erfreut, dass er drei Wochen lang nicht hatte husten müssen. Hatte ihn der Besuch in meiner Sprechstunde womöglich beruhigt? Hatte der Husten eventuell einen psychischen Hintergrund? Ich zweifelte – schließlich hatte auch ein Psychiater den Teenager untersucht, ohne einen Hinweis auf eine solche Ursache zu finden.

Erneut inspizierte ich die Gehörgänge und sah, dass sich im rechten Ohr erneut Ohrenschmalz angesammelt hatte. Ich entfernte den Pfropfen – und prompt war der Junge wieder für fast einen Monat von seinem lästigen Husten befreit. Als ich das hörte, wurde ich stutzig. Was konnte es damit auf sich haben? Ich hatte bereits bemerkt, dass die Haut im Gehörgang an einer Stelle eine kleine Falte schlug – vermutlich eine Narbe, als Folge der Operation. Genau dort sammelte sich das Ohrenschmalz.

Bei der nächsten Untersuchung drückte ich sanft gegen die Falte – und löste damit einen gewaltigen Hustenanfall aus. Nur etwa zwei Prozent aller Menschen zeigen diesen Reflex, benannt nach dem Heidelberger Anatomen und Physiologen Friedrich Arnold, der ihn im Jahr 1832 zum ersten Mal beschrieb. Dabei wird eine Abzweigung des zehnten Hirnnervs gereizt, die bei manchen Menschen oberflächlich im Gehörgang verläuft. Bei den meisten Betroffenen tritt der Reflex nur selten auf. Doch bei dem Jungen sammelte sich an genau jener Stelle das Ohrenschmalz, drückte auf den Nerv und löste immer wieder Hustenanfälle aus.

Nachdem wir den Patienten noch ein paar Monate beobachtet hatten, schlugen wir ihm eine erneute Operation vor: um den Gehörgang ein wenig zu erweitern und die Falte zu glätten. Dann würde sich das Ohrenschmalz hoffentlich nicht mehr an dieser Stelle stauen. Tatsächlich war der Husten nach dem Eingriff dauerhaft verschwunden. Und ich war stolz, dass ich den Jungen von seinem lästigen Leiden hatte befreien können.

Professor Dr. Franck Jégoux *arbeitet an der Klinik für Hals-Nasen-Ohren-Heilkunde am Universitätskrankenhaus Pontchaillou in Rennes in Frankreich.*

KNISTERNDE GEFAHR

Ein junger Mann fällt nach einem Disco-Abend in komatösen Schlaf. Zwei Ärzte finden heraus, welch tödlichem Risiko er ausgesetzt ist.

Von Professor Dr. Friedrich Lübbecke
und Professor Dr. Wilfried Schroyens
Aufgezeichnet von Beate Wagner

Die erschreckende Geschichte des jungen Mannes begann an einem Samstag vor rund dreißig Jahren. Mit Freunden fuhr der damals Achtzehnjährige mit dem Auto zur Disco in die nächste Großstadt. Nach Mitternacht ging es zurück in den Heimatort. Da der Teenager extrem müde und wohl auch betrunken war, übernahm ein Freund das Steuer. Der Junge schlief auf dem Beifahrersitz ein. Zu Hause gelang es den Freunden nicht, ihn wachzurütteln. Die anderen beschlossen, das Auto vor dem Elternhaus zu parken und ihn schlafen zu lassen. Was sollte schon passieren? Die Eltern würden ihn vormittags finden.

In der Nacht sank der schlafende Junge in den Fußraum des Fahrzeugs. Die Mutter sah morgens das vermeintlich leere Auto vor dem Haus, den Sohn vermutete sie im Bett. Ein heißer Sommertag verging. Erst nachmittags entdeckten die Eltern den Jungen zusammengekrümmt und schlafend im Wagen. Er lag in seinen Exkrementen und hatte eine kleine Wunde am Knöchel.

In der Klinik stellten die Ärzte ein Nierenversagen fest. Der Patient hatte stundenlang ohne Flüssigkeitszufuhr im heißen Auto gelegen, er war stark ausgetrocknet. Bei einer solchen Dehydratation werden die Nieren weniger durchblutet, sie versagen nach wenigen Stunden. Für eine mögliche Dialyse wurde der Patient in die

Universitätsklinik gebracht und auf dem Weg dorthin künstlich beatmet.

Auf der Intensivstation der Inneren Medizin übernahmen wir den Patienten. Wir vermuteten einen Kreislaufschock durch Flüssigkeitsverlust sowie ein Nierenversagen. Aufgrund des tiefen Schlafs fragten wir uns, ob zusätzlich Medikamente im Spiel waren. Auffällig waren zudem die hohen Dosen an Beruhigungs- und Betäubungsmitteln, die für die künstliche Beatmung gebraucht wurden – so wie es bei der Behandlung von Drogenabhängigen häufig der Fall ist. Die Laboranalyse war aber unauffällig.

Der Patient war unruhig – trotz Medikamenten schien er unter starken Schmerzen zu leiden. Da erinnerte ich mich an einen Studienfreund und dessen chirurgische Facharztprüfung: Er war nach einer Wunderkrankung gefragt worden, die mit medikamentös nahezu unbehandelbaren Schmerzen einhergehe. Die Antwort hieß »Gasbrand«: eine Erkrankung, die Tausende Soldaten im Ersten Weltkrieg das Leben gekostet hat. Sollte das möglich sein?

Gasbrand ist eine schwere Infektionskrankheit, die durch das Bakterium Clostridium perfringens verursacht wird. Die Bakterien kommen sowohl im Erdreich als auch im menschlichen Darm vor. In einer Wunde produzieren sie bei Sauerstoffmangel Gase. Die Keime zersetzen das Gewebe, es bilden sich Blasen auf der Haut, in der Muskulatur und im Bindegewebe. Typischerweise lassen diese sich durch die Haut ertasten: Es knistert unter den Fingern. Bis die Wunde lebensgefährlich infiziert ist, dauert es nur 5 bis 48 Stunden.

Wir tasteten das Gewebe um die Schürfwunde am Knöchel ab; sie musste beim Herunterrutschen vom Autositz entstanden sein. Tatsächlich: Es knisterte. Auf dem Röntgenbild sah man Luft im Bindegewebe – in Form von schwarzen Flecken.

Bei der mikroskopischen Untersuchung des Wundabstrichs fanden sich die typischen streichholzförmigen Bakterien. Infiziert hatte sich der Patient selbst, die Keime stammten aus seinem Darm. Aus den Exkrementen im Auto waren sie in die Wunde am Knöchel gelangt und hatten sich in der Zeit des komatösen Schlafs im Unterschenkel ausbreiten können.

Der Junge schwebte in Lebensgefahr. Um die Erreger abzutöten, erhielt er Penicillin. Zudem wurde er mit reinem Sauerstoff beatmet, um die Vermehrung der Bakterien zu stoppen. Das infizierte Gewebe entfernten die Chirurgen operativ. Da sich die Infektion rasant ausgebreitet hatte, mussten sie schließlich das Bein amputieren. Erst Wochen später konnte der junge Mann das Krankenhaus verlassen.

Was lernten wir aus dem Fall? Man sollte jede eindeutige Diagnose infrage stellen, wenn unerklärliche Symptome auftreten. Zudem kann es lebensrettend sein, Kollegen anderer Fachdisziplinen zuzuhören. Und jeder Arzt sollte wissen: Die medizinischen Schrecken, die vermeintlich der Vergangenheit angehören, können wieder auftauchen und Krankheiten, die man längst überwunden glaubte, immer noch ihren fatalen Lauf nehmen.

Professor Dr. Friedrich Lübbecke *ist ehemaliger Chefarzt der inneren Abteilung des Klinikums Uelzen.* ***Professor Dr. Wilfried Schroyens*** *arbeitet in der Abteilung Hämatologie an der Universitätsklinik Antwerpen in Belgien.*

WINKELZÜGE

Ein Mann hat Schmerzen in den Leisten. Ein Arzt entdeckt, warum die Beschwerden beim Sitzen, Treppensteigen und Radfahren auftreten.

Von Professor Dr. Joachim Grifka
Aufgezeichnet von Anika Geisler

Als der junge Mann mein Sprechzimmer betrat, sah ich ihm gleich an, dass er viel Sport trieb. Er war schlank, durchtrainiert und machte einen fitten Eindruck. Dann begann er zu erzählen: Ja, er fahre vor allem Rennrad. Aber seit zwei Jahren leide er an anhaltenden Schmerzen im Bereich der Leisten – auf der linken und rechten Seite. Vor allem beim Radfahren schössen die Schmerzen immer wieder ein. In schlimmen Phasen hätten ihm auch beide Oberschenkel dauerhaft sehr wehgetan.

Der Anfang Zwanzigjährige war schon bei diversen Ärzten gewesen. Es war die Diagnose »weiche Leiste« gestellt worden, auch genannt »Sportlerhernie« – also ein Defekt der Faszien der Bauchwand im Leistenbereich. Der Mann war an beiden Leisten operiert worden. Aber: Die Schmerzen blieben und traten immer wieder heftig auf. Nach und nach nahmen die Beschwerden noch zu, sodass er inzwischen kaum sitzen oder Treppen steigen konnte.

Ich begann mit der Untersuchung. Die Narben der Operationen sahen beschwerdefrei aus. Danach beugte ich beim liegenden Patienten das eine Hüftgelenk mehr als neunzig Grad, indem ich das Knie Richtung Bauch drückte. Zeitgleich drehte ich den Fuß nach außen. Bei diesem Manöver zuckte der Mann zusammen und stöhnte. Auch auf der anderen Seite wiederholte sich die Szene.

Ich machte einen Ultraschall. In beiden Hüftgelenken zeigte sich ein Erguss – Zeichen für eine Reizung. Zudem entdeckte ich auf dem Monitor eine vorgewölbte Kontur des Hüftkopfes und -halses auf beiden Seiten. Röntgenbilder zeigten, dass die Hüftköpfe beidseits deformiert waren: Ein knöcherner Wulst zeichnete sich ab.

In den Kernspinaufnahmen, die ich anfertigen ließ, waren diese Veränderungen rechts und links noch deutlicher zu erkennen. Die Gelenklippe aus Faserknorpel, die das Hüftgelenk umschließt, hatte noch keinen Schaden. Nun war mir klar, woran der Mann litt: an einem wulstartig veränderten Knochen des Hüftkopfs. Durch diese Ausbuchtung klemmte und blockierte das Gelenk schmerzhaft bei bestimmten Bewegungen. In der Fachsprache wird das Krankheitsbild mit dem englischen Ausdruck »Cam-Impingement« bezeichnet. Dieses Phänomen ist erst seit einigen Jahren bekannt. Klassische Symptome sind: Schmerzen beim Beugen der Hüfte, also beispielsweise beim Radfahren, Treppensteigen oder Sitzen.

Warum es zu der knöchernen Veränderung kommt, ist bislang nicht genau geklärt. Häufig sind junge Männer davon betroffen. Immer wieder werden Menschen, die über diese Art Schmerzen klagen, an den Leisten operiert – Eingriffe, die in diesem Fall nichts bringen. Die Erkrankung ist eine Präarthrose, also eine Vorstufe zum Gelenkverschleiß. Besteht die Fehlfunktion über Jahre, wird der Knorpel im Gelenk nach und nach abgeledert. Dann bekommen die Betroffenen schon verhältnismäßig jung eine Prothese. Wird sie aber rechtzeitig erkannt und der Patient chirurgisch mit einer Umformung des Hüftkopfs versorgt, kann es gelingen, dass sich der Knorpel nicht noch mehr abnutzt.

Ich operierte den Mann minimalinvasiv. Mit einem sichelförmigen Meißel trug ich den Knochenwulst ab, formte den Hüftkopf wieder zu einer Kugel und modellierte einen taillierten Hüfthals. Dreißig Minuten dauerte der Eingriff pro Seite. Jetzt passten Hüftkopf und Pfanne wieder genau ineinander. Derartige Eingriffe führen wir etwa 150-mal pro Jahr in unserer Klinik durch.

Nach der Operation wurde der Patient mithilfe unserer Krankengymnasten zügig wieder mobilisiert. Schon einen Tag nach dem Eingriff waren die Schmerzen beim Durchbewegen des Beins während der klassischen Beugemanöver nicht mehr vorhanden. Nach fünf Tagen entließen wir den Patienten. Und nach sechs Wochen, in denen er mithilfe von Gehstützen lief und Physiotherapie bekam, hatte er keine Schmerzen mehr und konnte seine Beine voll belasten. Ich hoffe, dass bald mehr Ärzte von dem Krankheitsbild wissen. Denn in diesem Fall bewahrheitet sich der Spruch: Man erkennt nur, was man kennt.

Professor Dr. Joachim Grifka *ist Direktor der Orthopädischen Universitätsklinik Regensburg im Asklepios Klinikum Bad Abbach.*

KINDERSPIEL

Eine junge Frau bekommt keine Luft durch die eine Seite der Nase. Ist es ein Tumor? Ein Arzt findet heraus, was vor vielen Jahren passiert ist.

Von Dr. Christoph Külkens
Aufgezeichnet von Constanze Löffler

Meinen früheren Mitbewohner aus dem Studentenwohnheim hatte ich seit 25 Jahren nicht mehr gesehen. Nun stand er mit seiner Tochter bei mir in der Notfallambulanz. Die Achtzehnjährige konnte seit zwei Jahren schlecht durch das rechte Nasenloch atmen. »Ich bin ständig verschnupft«, sagte die Schülerin. Sie könne rechts nicht mehr so gut riechen, und gelegentlich blute es aus dem Nasenloch. Ich wurde hellhörig: Selbst wenn das für ihr Alter ungewöhnlich wäre, musste ich bei den Symptomen, die nur auf einer Seite auftraten, auch an einen bösartigen Tumor denken.

Ich untersuchte die junge Frau sorgfältig. Vielleicht hatte sie eine Entzündung im Kiefer, die von den Zähnen ausging? Aber sie erzählte, dass sie keine Zahnprobleme habe. Ich prüfte die Nasenhaupthöhlen mit dem Endoskop – einem dünnen Stab mit Lichtquelle und Kamera. Die linke Seite war unauffällig. Auf der rechten Seite war die Nase direkt hinter dem Nasenloch durch Gewebe verengt. Wäre dies auf beiden Seiten der Fall gewesen, hätte ich auf eine chronische Entzündung der Nasennebenhöhlen getippt, bei der sich die Schleimhaut vermehrt. Das einseitige Hindernis musste eine andere Ursache haben.

Die Computertomografie (CT) und die Magnetresonanztomografie (MRT) zeigten, dass die rechte Nasenhöhle und die rechte Kieferhöhle nahezu vollständig von Gewebe ausgefüllt waren. Kein

Wunder, dass die Schülerin auf dieser Seite schlecht Luft bekam. In der Mitte der Gewebewucherung in der Nasenhaupthöhle entdeckte ich im MRT ein etwa ein Zentimeter großes kreisrundes schwarzes Loch, eine »hypointense Struktur«, die ich nicht einordnen konnte. Sie zeigt sich beispielsweise bei Verkalkungen, die kein Kontrastmittel aufnehmen. Im CT sah ich am Rand der Gewebewucherung einen kalkartigen Saum. Solche Verkalkungen findet man häufig bei Pilzinfektionen. Aspergillus, ein Schimmelpilz, ist ein Erreger, der sich im Nasennebenhöhlensystem ansiedeln kann. Es bildet sich ein Aspergillom, ein Pilztumor, der mit Druckschmerz und gelegentlich mit Nasenbluten einhergeht. Doch ich war weiter unsicher, da der Befund so ungewöhnlich kreisrund war. Steckte nicht doch ein Problem an den Zähnen hinter der Verkalkung? Oder ein »Papillom«, eine Schleimhautwucherung, die durch ein Virus ausgelöst wird?

Der nächste Schritt war der operative Eingriff, bei dem ich das veränderte Gewebe entfernen wollte. Die Analyse des Gewebes durch den Pathologen würde zeigen, was sich genau in der Nase verbarg. Die Patientin bekam eine Narkose, und ich arbeitete mich vorsichtig in der rechten Nasenmuschel vor. Bald stieß ich auf eine prall-elastische Struktur, die mich an eine kleine Pralinenkugel erinnerte. Die Oberfläche blutete schnell und war von weißlichen Stippchen bedeckt – klare Anzeichen für eine Entzündung. Plötzlich gab das Gewebe nach, die Wucherung platzte wie ein Luftballon, und zäher Eiter quoll hervor. Zu meiner Überraschung stieß ich inmitten der Struktur auf etwas Hartes: einen Kirschkern. Das war also der dunkle Kreis auf dem MRT-Bild gewesen. Ich entfernte den Kern und trug das darum herum entstandene Gewebe ab.

Als meine Patientin wieder erwachte und hörte, was ich gefunden hatte, war sie sehr überrascht: Sie konnte sich nicht daran erinnern, je einen Kirschkern in die Nase gesteckt zu haben. Wahrscheinlich hatte sie es als kleines Kind getan. Ich kenne keinen anderen Fall, bei dem die körperliche Reaktion auf einen Fremdkörper so viele Jahre verzögert auftrat. Bei Kindern verschwinden schnell mal kleine Legoteile, Murmeln oder eine Erdnuss in der Nase. Sie behindern die Nasenatmung auf einer Seite und führen zu eitrigem Ausfluss. Wäre die Schülerin zehn oder fünfzehn Jahre jünger gewesen, hätten mich die Symptome direkt auf die richtige Spur gebracht. Bei Erwachsenen ist solch ein Befund dagegen extrem selten. Kurz nach dem Eingriff hatte die Patientin keine Beschwerden mehr. Mich wird dieser Fall immer daran erinnern, dass auch bei Großen ein Fremdkörper der Grund für eine einseitig verstopfte Nase sein kann.

***Dr. Christoph Külkens** ist Chefarzt der Abteilung für Hals-Nasen-Ohrenheilkunde, Kopf- und Halschirurgie und Plastische Operationen an der Asklepios Klinik Nord-Heidberg in Hamburg.*

VERHÄNGNISVOLLE KÖSTLICHKEIT

Eine Austauschstudentin hat wiederholt hohes Fieber und geschwollene Lymphknoten. Ein Arzt findet heraus, was ihre Heimat damit zu tun hat.

Von Dr. Henning Trawinski
Aufgezeichnet von Nicole Simon

Wie wichtig es ist, über unsere Landesgrenzen hinauszudenken, hat mir vor einiger Zeit eine junge Patientin gezeigt. Die jordanische Austauschstudentin kam mit hohem Fieber in die Notaufnahme. Ihre Lymphknoten am Hals waren geschwollen, die Blutanalyse zeigte erhöhte Leberwerte. Die Kollegen vermuteten, dass das Pfeiffersche Drüsenfieber hinter den Symptomen stecken könnte, auch »Kusskrankheit« genannt: Sie wird vor allem über den Speichel übertragen und verschwindet meist von selbst. Da die Patientin unbedingt wieder nach Hause wollte, wurde sie mit einem fiebersenkenden Mittel und der Aufforderung entlassen, die Leberwerte kontrollieren zu lassen.

Vier Wochen später saß die Frau erneut in der Notaufnahme. Wieder litt sie unter hohem Fieber und Schüttelfrost, seit zwei Tagen waren ihre Knöchel angeschwollen. Dieses Mal blieb sie. Um zu prüfen, ob eine rheumatische Erkrankung hinter den Beschwerden steckte, brachten die Ärzte sie auf die rheumatologische Station, mit der ich viel zusammenarbeite.

Die Studentin war schwach, ihr Herz schlug schnell, wahrscheinlich wegen des hohen Fiebers. Wieder untersuchten wir das Blut, doch die meisten Tests brachten uns nicht weiter. Dann kamen die Ergebnisse spezieller Antikörperuntersuchungen: Sie litt weder an einer rheumatischen Krankheit noch an einer Autoimmunerkrankung von Leber, Nieren oder Muskulatur. Aber: Ihr Immunsystem bildete Antikörper, die rote Blutkörperchen zerstörten. Warum? War eine Infektion die Ursache?

Wir legten wiederholt Blutkulturen an. Nach sieben Tagen Bebrütung im Labor war tatsächlich etwas zu sehen: kleine rundliche Stäbchenbakterien. Ein spezielles Gerät, das Massenspektrometer, sollte die Erreger genauer bestimmen – und kam zu einem ungewöhnlichen Ergebnis: Es identifizierte die Bakterien als Moraxella lacunata – ein Keim, der etwa Bindehautinfektionen auslöst – und als Ochrobactrum anthropi. Dieser Erreger breitet sich eher bei Patienten aus, deren Immunsystem nicht mehr richtig arbeitet. Das hatten wir nicht erwartet. Doch da es unser einziges Ergebnis war, begannen wir mit der gezielten Antibiotikatherapie.

Die Studentin fieberte weiter. Warum besserte sich ihr Zustand nicht? Ich war ratlos. Also schaute ich mir im Labor die aktuellen Untersuchungsergebnisse an. Dabei fiel mir ein Antikörpertest auf, der auf ganz andere Bakterien hindeutete: Brucellen. Nur etwa drei bis vier Dutzend Erkrankungsfälle mit diesen Erregern gibt es in Deutschland pro Jahr. Meist bringen Urlauber die Keime von Reisen mit nach Hause – aus Mittelmeerländern wie Griechenland, Portugal oder Spanien, von der Arabischen Halbinsel, aus Afrika, Asien oder Mittel- und Südamerika. Übertragen werden sie über nicht pasteurisierte Milch von infizierten Schafen, Ziegen oder Kamelen oder durch direkten Kontakt mit den Tieren. In Deutschland sind die Viehbestände brucellosefrei, deswegen hatten wir an diese Bakterien zunächst überhaupt nicht gedacht. Doch die Symptome passten: Fieberattacken, Schüttelfrost, Abgeschlagenheit und geschwollene Lymphknoten. Auch die Zerstörung von roten Blutkörperchen ist eine seltene Komplikation. Unbehandelt kann die Erkrankung chronisch werden, Milz und Leber anschwellen lassen oder sich in den Knochen festsetzen. Die geschwollenen Knöchel waren vielleicht ein Anzeichen dafür.

Wir schickten die Blutproben zur Überprüfung in ein spezielles Labor. Kurz darauf stand fest: Die Frau hatte sich eindeutig mit Brucellen infiziert. Die Ergebnisse des Massenspektrometers waren falsch gewesen, weil Brucellen in der Erregerdatenbank gefehlt hatten und die beiden anderen Bakterienarten ihnen ähnlich waren. Die erste Therapie konnte also nicht anschlagen.

Woher aber kamen die exotischen Erreger? Die Patientin erzählte, dass sie ein paar Monate zuvor ihre Eltern in Jordanien besucht und bei einem Bauern frischen Joghurt aus Schafsmilch gegessen hatte. Tatsächlich kann es bei einer Brucellose Wochen oder Monate dauern, bis sich Symptome zeigen. Wir stellten die Antibiotikatherapie um. Nach vier Tagen war das Fieber verschwunden, die Frau erholte sich komplett. Hätten wir sie gezielter gefragt, ob sie in letzter Zeit einmal in der Heimat gewesen war, hätten wir vermutlich schneller herausgefunden, woran sie litt.

Dr. Henning Trawinski *arbeitet als Infektiologe im Fachbereich Infektions- und Tropenmedizin des Universitätsklinikums Leipzig.*

ZEIT DES VERGESSENS

Ein Mann ist antriebslos und hat Gedächtnisprobleme. Ist es Alzheimer? Zwei Spezialisten entdecken, was ihm wirklich fehlt, und können helfen.

Von Dr. Björn Johnson und Irmgard David
Aufgezeichnet von Nicole Simon

Vor einiger Zeit kam ein älterer Mann in unsere Abteilung für Akutgeriatrie. Ein Notarzt hatte den Patienten eingeliefert, nachdem er beim Rasenmähen zusammengebrochen war. Er war einsilbig, bewegte sich nur schwerfällig, wusste nicht, welchen Tag oder welches Jahr wir hatten, und hatte kaum eine Vorstellung davon, wo er sich befand.

Ein paar Jahre zuvor hatte der Patient in der Gedächtnissprechstunde eines Krankenhauses eine unheilvolle Nachricht bekommen: Die Ärzte gingen davon aus, dass der damals Mitte Sechzigjährige an einer Alzheimer-Demenz litt. Er hatte große Probleme mit dem Gedächtnis, konnte einfache logische Aufgaben nicht lösen, war desorientiert und brauchte Hilfe im Alltag. Anfangs hatten die Mediziner geglaubt, dass der Frührentner an einer Depression erkrankt war. Er war seit Jahren antriebslos, die meisten Tage verbrachte er auf der Couch. Aufnahmen des Gehirns zeigten dann, dass sich Teile des Organs bereits zurückgebildet hatten. Außerdem fanden sich in der Gehirnflüssigkeit »Tau-Proteine«, bestimmte Eiweißstrukturen. Beide Beobachtungen können auf eine Alzheimer-Erkrankung hindeuten.

Von nun an schluckte der Patient zwei Medikamente, die den geistigen Verfall bremsen sollten. Doch die erwünschte Wirkung blieb aus. Zudem war er nach körperlicher Belastung erschöpft und schien häufig kurz das Bewusstsein zu verlieren, dann stürzte er. Wenn ihn Ärzte untersuchten, fielen die Verwirrtheit und Probleme mit dem Gedächtnis auf.

Wir überprüften die Leberwerte, Elektrolyte und Parameter, die Auskunft über die Nierenfunktion geben. Alles unauffällig. Am nächsten Morgen maßen wir den Nüchtern-Cortisolwert. Cortisol ist ein Stresshormon aus der Nebenniere, das an vielen Stoffwechselvorgängen beteiligt ist. Der Wert war massiv erniedrigt. Doch noch hatten wir keine Ahnung, woran das liegen konnte. Kernspinbilder des Gehirns zeigten schließlich eine leere Fläche an jener Stelle, an der normalerweise ein Teil der Hirnanhangdrüse sitzt. Eine der Aufgaben der Drüse ist es, ACTH auszuschütten – einen Botenstoff, der auch das Hormon Cortisol steuert. Ein Grund für so einen Befund kann eine Ausstülpung der Hirnhäute sein, die die Hirnanhangdrüse verdrängt und deren Arbeit behindert.

Nach weiteren Untersuchungen war klar, dass die Hirnanhangdrüse tatsächlich nicht richtig funktionierte; auch die Werte der Schilddrüsenhormone und des Testosterons waren auffällig. Wir stellten die Diagnose: sekundärer Morbus Addison. Morbus Addison heißt die Krankheit, bei der die Nebenniere nicht genug Hormone ausschüttet. Als »sekundär« bezeichnet man das Leiden, wenn zum Beispiel ein übergeordnetes Steuerungsorgan die Ursache ist – hier die Hirnanhangdrüse.

Wir zogen einen Spezialisten für Hormone hinzu und begannen, die fehlenden Stoffe zu ersetzen. Schon während der Zeit hier im Krankenhaus blühte der Mann regelrecht auf: Er wurde agiler und wacher. Wir entließen ihn in die ambulante Behandlung. Eine Frage blieb jedoch: Waren vielleicht auch die Gedächtnisprobleme gar kein Ausdruck eines Alzheimers, sondern Folge der hormonellen Veränderungen?

Um das zu überprüfen, bestellten wir ihn nach einigen Wochen Therapie zur neuropsychologischen Untersuchung. Der Mann war wie ausgewechselt: lebendig und aktiv. Er ging wieder aus dem Haus und war so gesprächig wie seit Jahren nicht. Nur im Gedächtnistest dauerte es noch eine Weile, bis ihm die richtigen Worte einfielen. Mit dieser kleinen Schwäche wird er gut leben können.

Zu viel Cortisol, das ist gut untersucht, schadet Körper und Geist. Aber auch ein zu niedriger Cortisolspiegel wirkt sich nicht nur auf den Körper, sondern offenbar zudem auf die geistigen Fähigkeiten aus. Von der Schreckensdiagnose Alzheimer konnten wir den Patienten nach einem Jahr Behandlung befreien – die Hormontherapie hatte ihn ins Leben zurückgeholt.

***Dr. Björn Johnson** ist Chefarzt an der Helios Amper-Klinik in Markt Indersdorf (Bayern). **Irmgard David** ist dort als Klinische Neuropsychologin tätig.*

DIE SPUR DER SCHAFE

Eine Frau hat Krämpfe in Armen und Beinen und kann nicht mehr laufen. Ein Neurologe findet die Lösung des Rätsels in der Tiermedizin.

Von Dr. Hans Jörg Stürenburg
Aufgezeichnet von Constanze Löffler

Mein Kollege Dr. Bert Schleper und ich hatten im Jahr 2000 das Glück, eine bis dahin unbekannte Erkrankung zu entdecken. Die Patientin kam im Rollstuhl. Aufstehen konnte sie zwar, aber nicht laufen. Die Vierzigjährige berichtete, dass sie seit eineinhalb Jahren zunehmend unter Krämpfen in beiden Armen und Beinen litt. Wir Neurologen sprechen von einer spastischen Lähmung. Außerdem schmerzten ihre Gliedmaßen und der Oberkörper. An Armen und Beinen spürte sie weder Berührungen noch Temperaturveränderungen.

Ihre neurologischen Symptome erschienen typisch für einen Mangel des Vitamins B12. In einer anderen Klinik war ihr das Vitamin hoch dosiert verabreicht worden. Ihr Zustand hatte sich dennoch verschlechtert; auch die Laborergebnisse bestätigten den Verdacht auf einen Vitamin-B12-Mangel nicht.

Bert und ich dachten sofort an ein geschädigtes Gehirn oder Rückenmark. Die Kernspintomografie bestätigte unsere Ahnung: Teile des Halsrückenmarks waren zerstört. Den Grund für die Läsionen konnten wir uns nicht erklären. Lag ein entzündlicher Prozess vor? Wir untersuchten die Rückenmarksflüssigkeit, jedoch ohne auffälligen Befund.

Eine Krankheit mit vergleichbaren Beschwerden kannten wir nur aus der Tiermedizin. Schafe beispielsweise können an der »Swayback-Erkrankung« leiden, etwas lax als »taumelndes Hinterteil« übersetzt. Das Rückenmark und der untere Hirnstamm weisen bei ihnen »Entmarkungen« auf. Dabei löst sich die schützende Hülle der Nervenfasern auf, sodass sie keine Signale mehr weiterleiten. Die Schafe sind vor allem auf den Hinterbeinen sehr wackelig. Ursache ist ein Kupfermangel. Schafe und andere Pflanzenfresser erkranken, wenn die Böden zu wenig Kupfer enthalten. Ich kannte Swayback, weil ich mich seit einiger Zeit intensiv mit dem Kupferstoffwechsel im Gehirnwasser befasste. Hatte eine zwanzig Jahre zurückliegende Magenverkleinerung, von der uns die Patientin berichtet hatte, zu den ausgeprägten Mangelerscheinungen geführt?

Damals leitete ich das Kupferlabor unserer Klinik. Ich maß den Kupferspiegel der Frau in Blut und Rückenmarksflüssigkeit. Sowohl Kupfer als auch sein Transportprotein, das Coeruloplasmin, waren in beiden Flüssigkeiten erniedrigt. Bert und ich einigten uns auf die Diagnose »Rückenmarkschädigung infolge Kupfermangels«. Wir hängten die Patientin fünf Tage an einen Kupfertropf. Die gelähmten Gliedmaßen konnten wir mit der Therapie zwar nicht mobilisieren, aber nach zehn Tagen hatten sich die Laborwerte normalisiert, nach weiteren fünf Tagen verschwanden die schmerzhaften Gefühlsstörungen.

Ein Jahr später publizierten wir den Fall in einer Fachzeitschrift, weitere Patientenbeschreibungen von Kollegen folgten. Die Erkrankung hat weltweit Einzug in die Lehrbücher gehalten. Um sie zu erkennen, wird im Blut Coeruloplasmin bestimmt. Bestätigt sich der Mangel, kann eine Kupferinfusion das Fortschreiten der Krankheit verhindern und oftmals die sensiblen Beschwerden rückgängig machen. Im besten Fall regeneriert sich das Rückenmark, und die Lähmungen bilden sich zurück.

Der Grund für den Kupfermangel war bei unserer Patientin die Magenverkleinerung, die wegen eines Geschwürs durchgeführt worden war. Ein solcher Eingriff ist heute selten, das Leiden lässt sich inzwischen einfach und gut mit Tabletten behandeln. Aber es steigt die Zahl der »bariatrischen« Operationen. Dabei verkleinern Chirurgen das Fassungsvermögen des Magens, damit extrem übergewichtige Patienten leichter abnehmen. Der Effekt ist der gleiche: Die Fläche der Magenschleimhaut wird reduziert, und Mikronährstoffe werden schlechter aufgenommen. Den Patienten fehlen dann fettlösliche Vitamine, Folsäure, Kalzium und eben Kupfer. Sie müssen Nahrungsergänzungsmittel schlucken – und nicht immer passiert das im erforderlichen Maße.

Auch wer hoch dosiert und dauerhaft Zink schluckt, beispielsweise um Erkältungen vorzubeugen, könnte einen Kupfermangel provozieren. Denn Zink behindert die Aufnahme von Kupfer aus dem Darm ins Blut. Aus demselbem Grund empfehle ich, für künstliche Gebisse zinkfreie Haftcremes zu benutzen, statt solcher, die Zink enthalten.

***Dr. Hans Jörg Stürenburg** ist Chefarzt der Neurologie der Klinik Niedersachsen in Bad Nenndorf.*

DIE FALSCHE FÄHRTE

Seit einem Urlaub in Ägypten übergibt sich eine Frau ständig. Eine Ärztin veranlasst die richtige Untersuchung und rettet damit die Patientin.

Von Dr. Elke Schweitzer
Aufgezeichnet von Nicole Simon

Mein Sohn ist mit meinem Arztberuf aufgewachsen. Schon als kleines Kind hat er mich zu Hausbesuchen begleitet. Als er älter wurde, bat er mich immer wieder um Hilfe, wenn es jemandem aus seinem Bekanntenkreis nicht gut ging. Dieses Mal war es die Großmutter einer damaligen Freundin. Die Frau hatte nach einem Urlaub in Ägypten mit Durchfall und Erbrechen zu kämpfen. Nicht ungewöhnlich, dachte ich, Magen-Darm-Infekte sind recht häufige Mitbringsel aus südlichen Ländern. Da ihr Hausarzt im Urlaub war, hatte dessen Vertreter sie untersucht. Die Blutwerte schienen in Ordnung. Doch nachdem es ihr mit schonender Diät und den gängigen Mitteln gegen Erbrechen nicht besser gegangen war, hatte der Arzt ein Antibiotikum verschrieben. Die Beschwerden blieben.

Vier Wochen nach den ersten Symptomen kam die Frau zu mir. Ich schaute mir die Testergebnisse an, machte eine Ultraschalluntersuchung vom Bauch und ließ ihren Stuhl kontrollieren. Wirklich weiter brachten mich die Befunde jedoch nicht. Ich veranlasste eine Magenspiegelung mit der Bitte um tiefe Gewebeproben aus dem Zwölffingerdarm. Vielleicht verbarg sich hier eine tropische Infektion? Doch wieder gab es keine Hinweise auf die Ursache. Der Durchfall besserte sich, doch die Frau musste sich weiter erbrechen und verlor Gewicht.

Nach drei Wochen erfolgloser Suche vereinbarte ich für sie einen Termin an einer Uniklinik mit einer großen Abteilung für Tropenmedizin. Doch als es zwei Wochen später so weit war, ging es ihr derart schlecht, dass sie nicht mehr dorthin reisen konnte. Sie hatte mittlerweile achtzehn Kilo verloren. Ihr Zustand begann ernst zu werden. Ich überwies sie in ein nahe gelegenes Krankenhaus. Auch hier wurde die Patientin gründlich durchgecheckt – ohne Erfolg. Nach einigen Tagen entließen sie die Ärzte mit der Diagnose »psychogenes Erbrechen« und schlugen mir ein Antidepressivum zur Behandlung vor. Mein Bauchgefühl aber sagte mir, dass hinter solch massiven Beschwerden nicht die Psyche steckte. Außerdem war ich der Meinung, dass man eine derartige Diagnose erst stellen sollte, wenn man sämtliche organischen Ursachen ausschließen kann.

Mir fiel auf, dass die Ärzte noch keine Schnittbildaufnahme des Bauches gemacht hatten. Mit dieser Untersuchungsmethode können wir Veränderungen an Organen aufspüren, die zuvor unentdeckt geblieben sind. Ein befreundeter Radiologe machte noch am selben Tag eine Computertomografie. Auf den Bildern sah man etwas, das wie ein beginnender Darmverschluss aussah. Da man den Dünndarm weder bei der Magen- noch bei der Darmspiegelung komplett untersuchen kann, war diese Engstelle bislang nicht gefunden worden.

Ich überwies die Frau an ein anderes Krankenhaus. Die Klinik war eine der ersten, die die damals noch neue Methode der »Kapselendoskopie« anbot. Bei dieser Untersuchung schluckt der Patient eine Kapsel mit einer winzigen Kamera, die durch den Darm wandert und Fotos macht. Außerdem rief ich den Chef der Inneren Abteilung an und erzählte ihm von meinem Verdacht: dass womöglich eine Wucherung den Darm verstopfte. Wahrscheinlich stauten sich die Speisereste so lange zurück, bis die Frau sich erbrechen musste.

Tatsächlich: Es stellte sich heraus, dass ein seltener Tumor hinter den Symptomen steckte – ein Leiomyosarkom der Dünndarmwand. Bei dieser Tumorart entwickelt sich die bösartige Wucherung aus Zellen der glatten Muskulatur. Die Krebsgeschwulst meiner Patientin war relativ langsam gewachsen, sie hatte den Tumor schon lange vor ihrem Urlaub gehabt. Allerdings war der Durchgang im Darm erst nach der Reise so verkleinert, dass ihr Körper mit Durchfall und Erbrechen reagierte. Der Ägyptenaufenthalt hatte auch mich auf die falsche Fährte geführt. Jetzt aber konnte die Ursache für die Beschwerden behandelt werden. Der Tumor wurde wenige Tage später operativ entfernt, er hatte zum Glück noch nicht gestreut. Die Übelkeit verschwand schnell, und die Frau nahm wieder zu. Seither ist die alte Dame kerngesund.

***Dr. Elke Schweitzer** ist niedergelassene Fachärztin für Allgemeinmedizin in Köln-Wahnheide.*

SCHNELL ERSCHÖPFT – VON KLEIN AUF

Schon als Kind musste der Patient beim Treppensteigen verschnaufen. Jetzt hat er starke Schmerzen in der Brust. Ein Neurologe entdeckt die Ursache und empfiehlt unter anderem Sport und Nudeln.

Von Professor Dr. Helmar C. Lehmann
Aufgezeichnet von Astrid Viciano

Der Mann litt an starken Schmerzen im Brustkorb, als er im August vor einigen Jahren in die Notaufnahme einer Kölner Klinik kam. Die Schmerzen strahlten in den linken Arm aus. Alarmiert begannen die Ärzte den Mittzwanziger zu untersuchen – die Beschwerden waren typisch für einen Herzinfarkt. Der Mann hatte keinerlei Vorerkrankungen; er rauchte nicht, war nicht übergewichtig, hatte auch sonst keine Risikofaktoren, die einen Herzinfarkt in so jungem Alter erklären würden. Die Kollegen fertigten ein Elektrokardiogramm an, ein Röntgenbild des Brustkorbs und Ultraschallaufnahmen von Herz und Bauch – alle Befunde waren unauffällig. Auch Troponin-T – ein Blutwert, der bei einem Herzinfarkt stark erhöht ist – war normal. Offensichtlich hatte der Mann also doch keinen Infarkt erlitten.

Die Kollegen rieten ihm, sich zu schonen und sich bald bei uns in der neurologischen Klinik vorzustellen. Denn in seinem Blut war die Konzentration eines speziellen Muskelenzyms stark angestiegen: Sie war hundertmal höher als normalerweise.

Der Mann kam ein paar Wochen später zu uns, er hatte in der Zwischenzeit keine Schmerzen mehr gehabt. Er erzählte, dass er sich schon seit Jahren körperlich nicht stark belasten könne. Andere Ärzte hatten bereits auf eine psychische Ursache für die

Beschwerden getippt. Daher fragte ich nach Problemen im Alltag. Doch der nette, zugängliche Patient stand mitten im Leben und wirkte weder unglücklich noch gestresst. Er berichtete, dass er schon als Kind beim Treppensteigen so getan habe, als wolle er sich etwas genauer ansehen, um zwischendurch kurz verschnaufen zu können – so erschöpft sei er manchmal gewesen. Zudem erzählte er, dass er jedes Jahr aus religiösen Gründen fastete und nur abends aß – so wie auch in den Wochen kurz zuvor.

Ich beschloss, bei ihm einen Routinetest durchzuführen. Dabei binden wir den Unterarm des Patienten mit einem Schlauch ab und bitten ihn, fünf Minuten lang die Hand stetig zu einer Faust zu ballen und wieder zu öffnen. Mehrmals messen wir dabei die Konzentration von Ammoniak und Laktat im Blut. Diesen Test führen wir etwa fünfzigmal im Jahr durch, aber nur äußerst selten erhalten wir dabei ein auffälliges Ergebnis. Bei diesem Mann war es aber besonders! Die Laktatkonzentration stieg nicht an – so wie es normal gewesen wäre. Der Stoffwechsel des Muskels war also offensichtlich gestört. Medikamente wie cholesterinsenkende Statine kamen als Ursache infrage. Aber der Patient nahm keine Arzneimittel. Auch eine Autoimmunerkrankung oder Virusinfektion waren als Auslöser für die Symptome denkbar. Um der Ursache auf den Grund zu gehen, ließen wir eine Muskelbiopsie aus dem linken Oberarm entnehmen.

Sie brachte endlich die Lösung: Der Patient litt an der McArdle-Erkrankung, einem seltenen, erblichen Stoffwechselleiden des Muskels. In Deutschland gibt es davon nur etwa 300 Fälle. Bei dieser Erkrankung sind die Muskeln nicht in der Lage, Energie aus Glykogen, ihrem Stärkespeicher, freizusetzen. Deswegen sind die Patienten schon bei geringer Belastung völlig erschöpft. Erst wenn die Muskeln dank längerer Anstrengung gut durchblutet werden, gelangt Glukose als Energiequelle über die Blutbahn zu den Muskelfasern – die Betroffenen fühlen sich plötzlich viel leistungsfähiger. Genau diesen Verlauf konnten wir bei unserem Patienten beobachten, als wir seine Leistungsfähigkeit auf dem Fahrradergometer testeten. Daher empfahlen wir ihm, regelmäßig leichten Ausdauersport zu treiben.

Durch das Energiedefizit war es zu einer Schädigung der Muskelzellen gekommen – das erklärte den hundertfach erhöhten Enzymwert im Blut. Die Schmerzen des Patienten waren wohl durch eine Überlastung der Brustmuskulatur entstanden, etwa durch schweres Heben. Wir besprachen, dass er trotz der Erkrankung ein fast normales Leben führen konnte. In Zukunft würde er verschiedene Dinge im Alltag beachten müssen: Er sollte beispielsweise viele Kohlenhydrate essen, etwa Spaghetti, um seine Muskulatur immer mit leicht verfügbarer Energie zu versorgen. Fastenzeiten, Diäten oder längere Essenspausen sollte er künftig vermeiden.

Der Mann war erleichtert, endlich die Ursache für seine Symptome zu kennen. Und ich fühlte mich darin bestärkt, die Beschwerden meiner Patienten stets ernst zu nehmen und gründlich abzuklären.

Professor Dr. Helmar C. Lehmann *ist Oberarzt an der Klinik und Poliklinik für Neurologie der Uniklinik Köln.*

DER SCHWINDEL AM MORGEN

Einer jungen Mutter wird plötzlich übel, dann fällt sie in Apathie. Die ersten Hirnaufnahmen sind unauffällig, darum tippen die Ärzte auf Überforderung – und verlegen die Patientin in die Psychiatrie. Ein folgenschwerer Irrtum.

Von Professor Dr. Peter Berlit
Aufgezeichnet von Astrid Viciano

Jeder Mensch macht Fehler, auch wir Ärzte. Mal bleiben sie für den Patienten ohne Folgen, mal müssen die Betroffenen ihr Leben lang unter den Konsequenzen leiden. Es ist wichtig, aus den Fehlern zu lernen, damit sie nicht noch einmal passieren. So wie bei jener jungen Frau, die zur Begutachtung zu mir ins Alfried Krupp Krankenhaus kam. Bei ihr hatten die Kollegen einer anderen Klinik zunächst alles richtig gemacht – und dann aus den Untersuchungsergebnissen falsche Schlüsse gezogen.

Ich sollte für die 32-Jährige ein gerichtliches Gutachten erstellen. Sofort fiel mir ihre leise Sprache auf. Blass und traurig berichtete sie mir, dass sie vor einigen Monaten eines Morgens zu Hause aufgewacht war, weil sie ihr zweijähriges Kind hatte weinen hören. Als sie die Treppe hinaufstieg, um nach ihm zu sehen, wurde ihr schwindelig und übel, sie musste sich übergeben. Der Notarzt empfahl Bettruhe und verschrieb ein Medikament gegen Übelkeit. Doch in den folgenden Stunden wurde die Frau zunehmend apathisch. Schließlich wurde sie als Notfall in eine internistische Klinik gebracht.

Bei der Eingangsuntersuchung nahm die Patientin zwar Schmerzreize wahr, blieb aber ansonsten regungslos. Das berichtete mir ihr Ehemann, der sie zum Gutachtentermin begleitete. Die Frau konnte sich an die ersten Tage in der Klinik nicht erinnern. Die Kollegen wollten eine Blutung und einen Tumor im Gehirn ausschließen und ließen ein Computertomogramm (CT) des Kopfes machen. Als weitere Alternative vermuteten sie eine Hirnentzündung und führten eine Lumbalpunktion durch, um die Rückenmarksflüssigkeit zu untersuchen. Doch alle Ergebnisse waren unauffällig.

Da die Frau sich weigerte, zu essen und zu trinken, fragten sich die Internisten, ob eine psychiatrische Erkrankung hinter den Symptomen stecken könnte. Sie zogen einen Psychiater zurate, der den Verdacht bestätigte: Die Patientin, die bisher psychisch völlig gesund gewesen war, sei mit den beiden Kindern überfordert gewesen, musste sich der Ehemann anhören.

Die junge Mutter wurde in die geschlossene Psychiatrie überwiesen, erhielt über Wochen Antidepressiva und Neuroleptika. Nach einiger Zeit fing sie wieder an zu sprechen. Dabei fiel auf, dass sie sich mit dem Artikulieren schwertat; darum gingen die Psychiater nun doch von einer Hirnschädigung aus und ließen ein Kernspintomogramm des Kopfes anfertigen. Darauf entdeckten die Ärzte, dass auf beiden Seiten des Gehirns in einer bestimmten Region, dem Thalamus, doch Gewebe abgestorben war. Die anfangs gemachten CT-Bilder hatten die Defekte nicht gezeigt, da mit dieser Aufnahmetechnik solche Schäden erst nach einem Zeitraum von etwa drei Tagen sichtbar werden. Einen Schlaganfall schlossen die Mediziner aus, weil dabei meist nur eine Hirnhälfte betroffen ist. Stattdessen tippten sie auf eine Entzündung der Blutgefäße und verordneten Kortisonpräparate und Antibiotika.

Dabei hätten die Kollegen wissen können, dass der Thalamus nicht selten beidseits über eine gemeinsame Arterie mit Blut versorgt wird. Wenn dieses eine Gefäß durch ein Gerinnsel verstopft ist – sich also ein Schlaganfall ereignet –, stirbt symmetrisch in beiden Hirnhälften Gewebe ab.

Erst in der neurologischen Reha-Klinik kannte ein Arzt die Gefäßvariante und begann, nach dem Ursprung des Gerinnsels zu suchen. Bei einer Ultraschalluntersuchung des Herzens wurde festgestellt, dass die Wand zwischen den beiden Vorhöfen nicht wie üblich verschlossen war. Ein Teil des venösen Blutes konnte direkt vom rechten in den linken Herzvorhof strömen und von hier weiter ins Gehirn, ohne den normalen Weg über die Lunge zu nehmen. Damit hatten Blutgerinnsel aus den Beinvenen, wo sich bevorzugt Thrombosen bilden, über das Herz freien Zugang zum Gehirn. Das hatte vermutlich den Schlaganfall ausgelöst.

Endlich setzten die Kollegen alle Medikamente ab: die Psychopharmaka, die Antibiotika, das Kortison. Durch Sprachübungen und Krankengymnastik besserte sich der Zustand der Patientin allmählich.

Dem Gericht empfahl ich schließlich, der Frau ein Schmerzensgeld zukommen zu lassen.

***Professor Dr. Peter Berlit** war 25 Jahre lang Chefarzt der Klinik für Neurologie am Alfried Krupp Krankenhaus in Essen und ist derzeit Generalsekretär der Deutschen Gesellschaft für Neurologie.*

GEFAHR AUS DEM NISTKASTEN

Ein Mann fühlt sich kaputt und hat Fieber. Ist es ein Harnwegsinfekt? Der Hausarzt findet heraus, was ihm in Wahrheit widerfahren ist.

Von Dr. Alexander Liesenfeld
Aufgezeichnet von Anika Geisler

Ein großer Vorteil, Hausarzt auf dem Land zu sein, ist: Man kennt seine Patienten oft sehr gut – die Familiengeschichte, die Krankengeschichte. Man kann einschätzen, ob einer wegen jedes Wehwehchens kommt oder nur, wenn es ernst ist. Als an einem Donnerstagmittag im Oktober dieser Patient anrief und fragte, ob er heute noch vorbeikommen könne, war mir klar: Dem geht es nicht gut. Kurz darauf stand der 46-Jährige in meinem Sprechzimmer: Er sah angegriffen aus, blass und schlapp, mit etwas geröteten Augen.

Er fühle sich kaputt, grippig, mit leichten Muskelschmerzen, erzählte er. Seit Kurzem habe er Fieber und ein wenig Brennen beim Wasserlassen. Das klang erst einmal nicht so schlimm, am ehesten nach einem Harnwegsinfekt. Ich ließ ihn eine Urinprobe abgeben, doch der Schnelltest war unauffällig. Aber bei Fieber muss man als Arzt auch andere Sachen im Hinterkopf haben und sich fragen: Ist der Fall Routine oder »das Ei des Tages«, also etwas Besonderes? Es gibt schwere Erkrankungen, bei denen Fieber ein Leitsymptom ist: etwa eine Blinddarmentzündung, eine Entzündung des Herzmuskels oder der weichen Hirnhäute.

Ich untersuchte den Patienten, fühlte den Puls, hörte das Herz ab, tastete den Bauch ab und entnahm Blut. Mir fiel auf, dass der Puls relativ langsam war – normalerweise beschleunigt sich bei

Fieber der Herzschlag. Abends bekam ich aus dem Labor die Blutwerte: erhöhte Leukozyten – ein Entzündungszeichen, erhöhte Leberwerte, ein grenzwertig erhöhter Nierenwert. Mir kam ein Verdacht. Ich rief den Patienten an und sagte ihm, dass ich ihn zur Internistin überweisen würde: Die Summe der Symptome in dieser Konstellation deutete auf eine spezielle Erkrankung hin.

Die Internistin teilte den Verdacht, etwas später kam der beweisende Blutwert: Der Mann hatte eine Leptospirose. Das ist eine Infektionserkrankung, die von korkenzieherartigen Bakterien ausgelöst wird. Vor allem Nager wie Ratten oder Mäuse tragen sie in sich, aber auch Hunde, Pferde, Rinder, Schafe oder Schweine. Die Tiere werden meist selbst nicht krank, scheiden den Keim aber mit ihrem Urin aus. Menschen infizieren sich oft über Hautläsionen, wenn sie mit dem Urin oder mit kontaminiertem Wasser in Kontakt geraten.

Die Bakterien sind in den Tropen und Subtropen häufig, kommen aber auch in gemäßigteren Klimazonen vor. In Deutschland werden jährlich rund 40 bis 160 Leptospirose-Fälle gemeldet. Dazu gehören Urlauber, die von Fernreisen zurückkehren, oder bestimmte Berufsgruppen, die ein höheres Infektionsrisiko haben: Tierärzte, Kanalarbeiter, Landwirte. Es gibt auch Fallberichte über Triathleten, die sich beim Schwimmen in verunreinigten Gewässern angesteckt haben.

Ein Großteil der Infektionen äußert sich mild, mit grippeähnlichen Symptomen, oftmals mit zwei Fieberphasen. Fünf bis zehn Prozent der Fälle verlaufen aber schwer, mit Entzündungen der weichen Hirnhäute oder Lungenschäden. Eine weitere Form der Erkrankung heißt Morbus Weil: Dabei werden Leber und Nieren angegriffen. Schwere Krankheitsverläufe können innerhalb weniger Tage zum Tode führen.

Wo nun hatte sich der Patient angesteckt? Er arbeitete im Büro und war nicht im Ausland gewesen. Ich fragte ihn, ob er barfuß bei einem Bauernhof umhergelaufen sei oder mit Mäusen Kontakt gehabt hatte. Nein. Wir grübelten weiter. Irgendwann erinnerte er sich an etwas Ungewöhnliches: Er hatte im Garten Nistkästen gereinigt. In einem war kein Vogelnest gewesen, sondern ein Kobel, eine Schlafhöhle aus Halmen und Zweigen, wie auch Eichhörnchen sie bauen. Das sei wohl die Behausung eines Siebenschläfers gewesen, mutmaßte er.

Siebenschläfer sind mausähnliche Nagetiere – der Mann musste sich an Urinspuren im Nistkasten infiziert haben. Das Antibiotikum, das er schon bei der Verdachtsdiagnose verschrieben bekommen hatte, wirkte – bald ging es ihm besser. Seither reinigt er seine Nistkästen nur noch mit Mundschutz und Gummihandschuhen.

Dr. Alexander Liesenfeld *ist Facharzt für Allgemeinmedizin im Ruhestand und praktizierte dreißig Jahre als Hausarzt in Mardorf.*

EIN KNOTEN IM BAUCH

Eine Vierzehnjährige bekommt keinen Bissen mehr herunter – die Ärzte tippen auf eine Essstörung. Doch eine Magen-Darm-Spezialistin glaubt, dass das Leiden körperliche Ursachen hat. Schließlich findet ein Chirurg den wahren Grund.

Von Dr. Jutta Keller
Aufgezeichnet von Nicole Simon

Vor ein paar Jahren stellte sich ein Mädchen bei uns vor, zerbrechlich und blass. Es war vierzehn Jahre alt, wirkte aber deutlich jünger. Seit einiger Zeit kam ihm beim Essen jeder Bissen wieder hoch. Die Eltern erzählten, dass die Tochter schon in einer psychosomatischen Klinik untersucht worden war. Welche Diagnose sie dort bekommen hatte, wollten sie mir nicht sagen. Sie baten uns um eine weitere Einschätzung.

Ich bin Gastroenterologin und weder dazu ausgebildet, psychiatrische Beschwerden zu diagnostizieren noch zu behandeln. Doch ich weiß, dass hinter solchen Symptomen meist eine Essstörung steckt. Gerade Mädchen versuchen dann, aufgrund eines falschen Körperbildes mit allen Mitteln abzunehmen. Dieses Mädchen jedoch schien sich nicht viel um sein Aussehen zu kümmern.

Wir nahmen Blut ab, machten einen Ultraschall des Bauches, schauten mit einem Magnetresonanztomografen und einer Sonde in das Innerste. Wir fanden nichts Besonderes, nur die Speiseröhre bewegte sich zu wenig, und der Magen entleerte sich langsam. Wir verschrieben ein Medikament, das die Magen-Darm-Muskulatur anregen sollte. Tatsächlich verbesserte sich der Zustand. Die Patientin nahm zu und ging wieder zur Schule. Doch nach etwa einem

Jahr kehrten die Beschwerden zurück. Auch weitere Wirkstoffe halfen nicht. Mittlerweile erbrach sie fast jedes Essen, verlor viel Gewicht und entwickelte einen Kaliummangel. Um zu verhindern, dass ein Nährstoffdefizit Darm und Herz schädigte, ernährten wir sie mit einer Darmsonde.

Wir baten eine neurologische Klinik, das Gehirn und die Muskelansteuerung zu untersuchen. Die Kollegen fanden keine Erklärung – für sie deutete alles auf eine Essstörung hin. Aber die Familie glaubte nicht an die Theorie. Auch mein Bauchgefühl sagte mir, dass es der Körper des Mädchens war, der nicht recht funktionierte.

Etwa zwei Monate später erfuhren wir, dass unsere Patientin zwischenzeitlich in einem anderen Krankenhaus behandelt worden war. Sie hatte so stark erbrochen, dass die Elektrolyte völlig entgleist waren. Die Chefärztin der Klinik machte uns Vorwürfe: Es wäre unverantwortlich, dieses Kind nicht psychiatrisch zu therapieren. Sollte es nicht überleben, wären wir mit schuld. Wenige Wochen später wurde das Mädchen in einem lebensbedrohlichen Zustand bei uns eingeliefert. Wieder und wieder untersuchten wir es. Bei einem Ultraschall fiel uns schließlich auf, dass der obere Teil des Dünndarms erweitert war. Hier staute sich Essen zurück. Wieso? Wurde das Darmstück dahinter gequetscht?

Möglich wäre das. An dieser Stelle bildet die Bauchschlagader zusammen mit einer zweiten Arterie eine Art Schere, die durch Fettgewebe offen gehalten wird. Genau hierdurch verläuft der obere Dünndarm. In seltenen Fällen – bei extremem Untergewicht – drücken die Arterienschenkel auf den Darm. Wir baten die Chirurgen, das Mädchen zu operieren. Sollte sich unsere Theorie bewahrheiten, so könnten sie eine Umgehung für die Engstelle schaffen.

Doch es kam anders. Als der Chirurg den Bauch öffnete, murmelte er: »Hier stimmt etwas nicht.« Jener Teil vom Dünndarm, der nach rechts unten gehört, war links oben und eingeknickt.

Normalerweise kann der Darm nicht derart wandern, weil er während der vorgeburtlichen Entwicklung an einigen Stellen im Bauch festgewachsen ist. Bei unserer Patientin war das offensichtlich nicht passiert. Wahrscheinlich hatte sich ihr Darm bei einem heftigen Infekt verdreht. Als das Mädchen gewachsen war und Gewicht verloren hatte, war die Darmschlinge vermutlich weiter abgeknickt worden; die Ernährungssonde hatte zusätzlich auf die Stelle gedrückt. Dies hatte zu einem Rückstau der Nahrung bis zum Magen geführt und so das Erbrechen ausgelöst. Der Chirurg entfernte die Sonde, löste den Darm und befestigte ihn in seiner ursprünglichen Position.

Zum ersten Mal seit fast zwei Jahren hatten wir gute Nachrichten für die Eltern. Sie waren wahnsinnig erleichtert. Das Mädchen erholte sich schnell, die Beschwerden traten nie wieder auf. Mein Bauchgefühl war richtig gewesen.

***Dr. Jutta Keller** ist Gastroenterologin und leitet die Abteilung Funktionsdiagnostik am Israelitischen Krankenhaus in Hamburg.*

EIN GEREIZTES LEBEN

Der ganze Körper ist übersät mit juckenden Knoten, die Patientin kratzt sich die Haut blutig – Tag und Nacht. Sie ist am Ende ihrer Kräfte. Nach zehn Jahren bekommt sie endlich die Diagnose. Doch welche Therapie hilft gegen die seltene Krankheit?

Von Professor Dr. Sonja Ständer
Aufgezeichnet von Nicole Simon

Manchmal muss man nicht in die Krankenakte schauen, um zu erkennen, wie sehr ein Patient leidet. Als die Frau in mein Behandlungszimmer kam, sprach die pure Verzweiflung aus ihrem Blick.

Vor zehn Jahren, nach der Geburt ihres zweiten Kindes, hatte ihre Haut plötzlich zu jucken begonnen, an den Armen, an den Beinen, am Oberkörper: »Es fühlte sich an, als sei mein Körper übersät mit Mückenstichen.« Ein paar Wochen später bildeten sich unter der Haut murmelgroße Knötchen, die den Juckreiz noch anzuheizen schienen. Seitdem kribbelte fast der ganze Körper der inzwischen Vierzigjährigen. Immerzu, auch nachts. Sie erzählte, wie sie sich regelrecht die Haut vom Körper kratze, kaum noch schlafe. Inzwischen drehe sich eigentlich alles in ihrem Leben um diesen quälenden Juckreiz und die Kratzspuren auf ihrer Haut, die sie beschämt unter langen Sachen versteckte.

Die Patientin zog ihre Bluse aus. Ihre Arme waren voller offener Stellen. Dicht an dicht reihten sich rote und verkrustete Knoten. In den vergangenen Jahren war sie bei verschiedenen Ärzten gewesen. Eine Ursache für ihre Symptome hatte keiner gefunden. Die Kollegen verschrieben Antihistaminika und Kortisoncremes, die gängigen Therapien. Damit erschöpfen sich die Möglichkeiten der meisten niedergelassenen Mediziner. Es gibt kaum Medikamente, die gegen Juckreiz zugelassen sind. Und die wenigen helfen nur etwa dreißig Prozent der Patienten. Die arme Frau gehörte nicht dazu.

Mir war klar, dass sie an einem Tiefpunkt angekommen war. Ihre Krankheit und die Ungewissheit hatten sie zermürbt. Wir nahmen sie für zehn Tage stationär auf. Und suchten in alle denkbaren Richtungen – nach Autoimmunerkrankungen und Organschäden, Krebserkrankungen, nach häufigen und seltenen Störungen. Wir nahmen Hautproben und analysierten ihr Blut. Stellten Fragen zu Krankengeschichte, Essverhalten und Hautpflege. Ein paar Tage später war klar: Eine schwere Erkrankung steckte nicht hinter ihrem Juckreiz. Stattdessen fanden wir bei ihr eine Anlage zur Neurodermitis. Ausgebrochen war das Hautleiden mit den flächigen Ausschlägen nie. Stattdessen kamen die Knoten.

Nach Jahren des Kratzens bekam ihr Leiden nun einen Namen, immerhin: Prurigo nodularis – Juckreizknoten durch die genetische Veranlagung zur Neurodermitis. Diese Diagnose ist selten. Weniger als fünf von 10 000 Menschen leiden darunter. Die meisten sind deutlich älter als meine Patientin.

Mir war klar: Die Behandlung würde nicht einfach sein, noch konnte ich ihr nichts versprechen. Die Knoten waren voller Entzündungszellen, die mit ihren Botenstoffen die Nerven ständig reizten. Hinzu kam, dass bei der Patientin die Verarbeitung des Juckreizes gestört war. Eigentlich wird das Jucksignal im Rückenmark für einige Zeit gestoppt, sobald man zu kratzen beginnt. Bei ihr funktionierte dieser Mechanismus nicht. Kratzen und Reiben brachten keine Erleichterung.

Zunächst setzten wir verschiedene Medikamente ein, mit denen wir bei starkem Juckreiz gute Erfahrungen gemacht hatten. Keines davon schlug an. Ich überlegte weiter. Menschen mit einer sehr schweren Neurodermitis hilft es, ihr Immunsystem mit Medikamenten auszubremsen. Auch wenn die Krankheit bei meiner Patientin nie ausgebrochen war – wir wollten es versuchen. Zusätzlich bekam sie ein Antidepressivum aus der Gruppe der Serotonin-Wiederaufnahmehemmer, von dem wir wussten, dass es bestimmte Formen von Juckreiz unterdrücken kann. Ob es auch bei ihrer seltenen Form anschlagen würde? Wir entließen die Frau und hofften das Beste. Zum nächsten Termin nach einigen Tagen kam sie mit einem Strahlen im Gesicht. Sechs Wochen später waren ihre Beschwerden zu achtzig Prozent verschwunden. Wir konnten die Medikamente schrittweise reduzieren.

Aus den Knoten sind inzwischen dunkle Flecken auf der Haut geworden. Sie werden mit der Zeit weiter verblassen.

Professor Dr. Sonja Ständer *ist Dermatologin und leitet das Kompetenzzentrum chronischer Pruritus (Juckreiz) an der Klinik für Hautkrankheiten der Universität Münster.*

EIN STICH ZU VIEL

Eine junge Frau klagt über Schmerzen in der Brust. Die Ärzte in der Notaufnahme vermuten einen Insektenstich und empfehlen Kühlung. Wenig später erscheint die Patientin erneut. Ihre Beschwerden sind schlimmer geworden. Sie äußert einen unglaublichen Verdacht.

Von Professor Dr. Christine Solbach
Aufgezeichnet von Astrid Viciano

Die Patientin war schüchtern, daran erinnere ich mich noch genau. Scheu und verängstigt berichtete mir die 23-Jährige von stechenden Schmerzen in ihrer linken Brust, als ich sie an jenem Septembertag vor vielen Jahren zum ersten Mal sah. Am Sonntag zuvor war sie bereits in unserer Notaufnahme gewesen. Doch die Kollegen hatten nichts entdecken können. Die Brust war weder gerötet noch angeschwollen gewesen, im Ultraschall war nichts Auffälliges zu sehen. Schließlich hatten die Kollegen einen Insektenstich vermutet und die Patientin mit der Empfehlung heimgeschickt, die Brust regelmäßig zu kühlen.

Nun kam sie zu uns in das Brustzentrum, weil sich die Schmerzen seit Sonntag verschlimmert hatten. Die kräftige Frau mit den dunklen Haaren sprach zwar nicht fließend Deutsch, konnte sich aber gut verständlich machen. Es war offensichtlich, dass sie beunruhigt war. Und dass sie sich die Beschwerden nicht erklären konnte.

Immer wieder sprach sie von ihren Schmerzen, klagte über eine hohe Druckempfindlichkeit. Diesmal war die Brust leicht gerötet und leicht angeschwollen. Bei der Tastuntersuchung konnte ich ein etwa drei Zentimeter großes, verhärtetes Areal im Brustgewebe ertasten. Ich vermutete eine Entzündung, auch die Ultraschallbilder sprachen dafür. Daher verschrieb ich ihr ein Antibiotikum und schickte sie wieder nach Hause. Damit sollten die Beschwerden vorübergehen, hoffte ich.

Doch zwei Tage später stellte sich die Patientin erneut bei uns vor. Die Schmerzen hätten noch zugenommen, berichtete sie. Wenn sie den linken Arm hebe oder sich auf die linke Seite lege, sei die Pein besonders groß. Ich war überrascht, hätte doch die Entzündung mithilfe des Antibiotikums abklingen sollen.

Während ich noch nachdachte, platzte die sonst so stille Patientin unvermittelt mit einer Forderung heraus: Sie brauche dringend eine Mammografie, das habe ihre Mutter gesagt. Ich war entrüstet und erwiderte unwirsch, dass es wohl mir als Ärztin zustehe, über das weitere Vorgehen zu entscheiden. Eine Mammografie der Brust stellt eine Strahlenbelastung dar, die wir besonders bei jungen Frauen tunlichst vermeiden.

Dann aber berichtete mir die Patientin, woran sich ihr Bruder erinnert hatte: dass er auf dem Sofa ihres Wohnzimmers einen Knopf angenäht hatte. Und dass er die Nähnadel nicht hatte wiederfinden können. Die junge Frau erzählte, sie habe einen leichten Stich in der Brust verspürt, als sie sich am selben Tag auf das Sofa gelegt habe. Die Nadel, so fürchtete die Mutter der Patientin, könnte in die Brust der Tochter eingedrungen sein.

Das änderte die Lage. Im Ultraschall könnte ich eine Nadel nur mit Mühe entdecken. Bei einer Mammografie dagegen würde das Stück Metall gut sichtbar sein. Ich veranlasste also die Untersuchung.

Und tatsächlich: In der linken Brust der Patientin befand sich eine Nähnadel, etwa vier Zentimeter lang. Bis dahin war in der medizinischen Literatur nur ein einziger Fall weltweit beschrieben worden – der Bericht über eine Schneiderin, bei der die Nadel versehentlich in die Brust gelangte. Ich musste schnell handeln. Denn die Nähnadel war bereits bis zur Brustwand gewandert, und ich hatte Sorge, dass sie in den Brustkorb und in die Lunge gelangen würde. Darum beschloss ich, den Fremdkörper gleich am nächsten Tag zu entfernen.

Da ich die Lage der Nadel kannte, konnte ich sie nun auch im Ultraschall finden und markierte sie mit einem Draht, den ich unter lokaler Anästhesie in das Gewebe schob und an die Nadel heranführte. Während des Eingriffs hangelte ich mich an diesem Draht wie an einer Art Schiene entlang, um zur Nadel zu gelangen. Nach vierzig Minuten hatte ich das spitze Metallstück entfernt.

Die Patientin konnte noch am selben Tag die Klinik verlassen. Die Nadel habe ich mir aufgehoben. Sie liegt in einem Kunststoffbehälter in meinem Arztzimmer und erinnert mich immer aufs Neue daran, dass wir Ärzte unseren Patienten zuhören und sie ernst nehmen müssen. Denn in diesem Fall waren es die Hinweise der Patientin und ihrer Mutter, die mich zur richtigen Diagnose führten.

Professor Dr. Christine Solbach *ist Stellvertretende Direktorin der Klinik für Frauenheilkunde und Geburtshilfe und Leiterin des Brustzentrums des Universitätsklinikums Frankfurt.*

DER LEERE SATTEL

Ein junger Mann möchte unbedingt Vater werden, doch es klappt nicht. Ein Urologe findet die seltene Ursache und kann ihm helfen.

Von Dr. Immo Ries
Aufgezeichnet von Bernhard Albrecht

Wenn ein Mann unfruchtbar ist, gibt es drei häufige Ursachen: Entweder produziert er zu wenig Spermien, oder sie sind nicht beweglich genug oder aber in der Form so verändert, dass sie nicht in die Eizelle eindringen. Rauchen, Umweltgifte oder Mumps führen oft zu diesen Störungen. Fast immer aber ist Samenflüssigkeit vorhanden, die nicht vom Hoden, sondern hauptsächlich von der Bläschendrüse produziert wird. Nicht so bei dem Patienten, der vor einigen Jahren zu mir in die Praxis kam. Er klagte über einen »leeren Schuss«, wie man umgangssprachlich sagt – bei ihm kam kein Ejakulat. Er war Mitte dreißig. Seine Frau sei laut Gynäkologe gebärfähig, aber älter als er. »Wir haben nicht mehr viel Zeit«, sagte der Mann.

»War Ihre Frau schon mal schwanger von Ihnen?« Die Frage stellte ich aus gutem Grund. Das Fehlen von Spermien und Samenflüssigkeit tritt äußerst selten auf. Mögliche Ursachen sind eine schwere Hormonstörung, eine Verklebung der Samenleiter oder nicht oder unvollständig entwickelte Hoden. Möglicherweise war der Mann nie fruchtbar gewesen. »Vor einigen Jahren erwarteten wir ein Baby«, sagte er. Aber es sei im Mutterleib verstorben. Als ich nach weiteren gesundheitlichen Problemen fragte, brach es aus ihm heraus: »Bei mir ist die Luft raus. Früher war ich ein Energiebündel, bin um die Welt gejettet, habe nebenher Vorträge gehalten und rannte nach der Arbeit zwanzig Kilometer um den See. Heute bin ich nach drei Stunden Arbeit erschöpft.«

Er hatte eine Ärzte-Odyssee hinter sich. Ein Mangel an Schilddrüsenhormonen war festgestellt worden, seitdem nahm er Tabletten. Burn-out und Depressionen hatten verschiedene Ärzte diagnostiziert. Er bekam stimmungsaufhellende Medikamente, dazu den Rat, sich öfter Pausen zu gönnen und mal durchzuatmen.

Die körperliche Untersuchung brachte keine diagnostischen Hinweise: männliche Schambehaarung, Hoden normal groß, unauffälliger Ultraschall. Ich entnahm Blut und gab dem Mann einen Becher mit, in den er nach vier Tagen sexueller Karenz ejakulieren sollte. Als er ihn zurückbrachte, war darin nur ein Tropfen Flüssigkeit, unter dem Mikroskop fand sich kein einziges Spermium. Die Laborwerte zeigten einen massiven Testosteronmangel. Das erklärte die Schlappheit. Außerdem war der Wert zweier Sexualhormone, die in der Hirnanhangdrüse produziert werden, niedrig: der des LH, das die Testosteronproduktion ankurbelt, und des FSH, das die Bildung von Spermien anregt.

Das Problem des Patienten lag also im Gehirn – aber wo genau? Wenn zu wenig Testosteron im Blut zirkuliert, alarmieren Messfühler eine Steuerzentrale des Gehirns, den Hypothalamus. Der stimuliert dann über einen Botenstoff die Hirnanhangsdrüse. Sie produziert anschließend vermehrt LH und FSH. Ich verabreichte meinem Patienten den Botenstoff intravenös. Die neuen Laborwerte zeigten: Immer noch zirkulierten zu wenig LH und FSH.

Die Lösung des Rätsels brachten schließlich Kernspintomografieaufnahmen: Die Hirnanhangsdrüse des Patienten war sehr klein und flach an den Schädelknochen gedrängt, der an dieser Stelle in der Fachsprache »Sella« heißt, also Sattel. Deshalb nennt man das Krankheitsbild »Empty-sella-syndrom« – Syndrom des leeren Sattels. Alles hing also zusammen: Der unerfüllte Kinderwunsch, die

Schlappheit und Depression, der Hormonmangel und die Schilddrüsenstörung hatten ihre Ursache im Gehirn.

Jetzt wurde es kompliziert. Hätte mein Patient keinen Kinderwunsch gehabt, hätte ich ihm Testosteron verabreicht, das ihm die Energie wiedergegeben hätte. Aber Testosteron unterdrückt die Spermienproduktion. Der Mann brauchte also zunächst ausschließlich FSH, um Spermien zu bilden – mehrmals wöchentlich, immer zu bestimmten Uhrzeiten. Dafür schickte ich ihn an eine Spezialabteilung der Universitätsklinik. Nach vier Wochen FSH-Ersatztherapie gewannen die Ärzte aus seinem Ejakulat sechs makellose Spermien. Mit ihnen wurden Eizellen seiner Frau künstlich befruchtet, und heute ist der Mann glücklicher Vater eines Sohnes.

Alle drei Monate kommt er seither in meine Praxis, und ich gebe ihm eine Depotspritze Testosteron. Er sei wieder das alte Energiebündel, sagt er. Er hatte großes Glück: Hätte er sich nicht so sehnlich ein Kind gewünscht, wäre er vermutlich heute ein chronisch kranker Mann, der die Ursache seines Leidens nicht kennt.

***Dr. Immo Ries** arbeitet als niedergelassener Urologe in einer Gemeinschaftspraxis in Hamburg.*

PAARTHERAPIE

Eine Frau und ihr Mann bekommen zeitgleich Schluckstörungen und Sehprobleme. Ein Arzt findet heraus, dass sie in Lebensgefahr schweben.

Von Dr. Matthias Gerhard Voßen
Aufgezeichnet von Nicole Simon

Eines Tages kam ein Ehepaar in unsere Notaufnahme. Seit einer Woche fühlten sich beide zunehmend schlechter. Zuerst war es nur Übelkeit gewesen. Am dritten Tag bekamen sie Probleme beim Schlucken und konnten nicht mehr richtig scharf sehen. Der Mann hatte begonnen, alles doppelt zu sehen. Weder der Hausarzt noch der HNO-Arzt hatten eine Erklärung für die Symptome. Ein Augenarzt hatte beiden schließlich eine Brille verordnet – geholfen hatte das nur kurz.

In der Notaufnahme klagten beide auch über Schwindel, Verstopfung und Trockenheit im Mund. Die Frau litt seit einigen Stunden unter Atemnot. Meine Kollegen testeten die Eheleute gründlich durch. Aber die körperliche Untersuchung, die Blutwerte und die Röntgenbilder der Lungen waren normal. Bei der Frau zeigte die Magenspiegelung lediglich eine Schleimhautentzündung. Da die Atemnot allmählich zurückging, wurde das Ehepaar wieder entlassen.

Am nächsten Tag kamen sie wieder. Die Sehschwäche hatte sich noch einmal verstärkt, die Atemprobleme der Frau waren zurückgekommen. Ein Neuroophthalmologe, also ein Augenarzt, der auf neurologische Ursachen für Sehveränderungen spezialisiert ist, bemerkte, dass bei beiden die Pupillen weit gestellt waren. Zudem arbeiteten beim Mann die Muskeln, die die Augäpfel nach außen ziehen, nicht richtig. Das war der Grund für die Doppelbilder. Wie aber konnte es sein, dass beide Ehepartner gleichzeitig Sehprobleme entwickelten? Dem Augenarzt kam ein Verdacht, und er schickte das Paar zu uns Infektiologen. Wieder schilderten die beiden ihre Symptome: Schluckstörungen, Atemnot, Mundtrockenheit, Sehschwierigkeiten. Zudem erzählten sie, dass sie seit einigen Tagen Probleme beim Wasserlassen hatten. Und dass sie beide nicht mehr schwitzten.

Wie passte all das zusammen? Wir glaubten, die beiden wurden vergiftet – nicht von einem Menschen, sondern durch einen gefährlichen Keim: Clostridium botulinum. Diese Bakterien stellen eines der stärksten Nervengifte her, das wir kennen: Botulinumtoxin. Das Gift hemmt die Signalübertragung zwischen Nerven und Muskeln. Winzige Mengen können tödlich sein. Bei dem Paar war offensichtlich die neuromuskuläre Steuerung an mehreren Stellen betroffen: im Auge, im Hals, in der Harnblase, im Darm und an den Schweißdrüsen. Wir schickten die Blutproben an ein Labor der Österreichischen Agentur für Gesundheit und Ernährungssicherheit, und tatsächlich: Die Experten fanden das Toxin. Solch eine Vergiftung ist extrem selten. Seit dem Jahr 2000 wurden in Österreich zwanzig Erkrankungsfälle gemeldet. In Deutschland waren es im Jahr 2015 drei.

Ein Gegengift kann man nur in den ersten 36 Stunden nach der Infektion verabreichen. Die ersten Symptome der Eheleute lagen mehr als eine Woche zurück. Wir konnten daher nicht mehr für sie tun, als sie genau zu beobachten. Würde die Infektion die Atemmuskulatur lähmen, müssten wir die Patienten sofort beatmen. Mit einem Harnkatheter und Arzneien gegen Verstopfung linderten wir zumindest einige Symptome.

Die beiden hatten großes Glück. Lebensbedrohlich wurde ihr Zustand nicht. Nach einigen Tagen gingen die Beschwerden zurück. Ihre Körper bauten das Gift ab. Wie aber war es dorthin gelangt? Botulinum-Bakterien produzieren ihr Gift in Eingemachtem oder luftdicht verpackten und geräucherten Nahrungsmitteln wie selbst gemachter Wurst.

Beide waren sicher, nichts davon verzehrt zu haben. Sie erinnerten sich, dass sie Honigbrote gegessen hatten. Tatsächlich können Bakteriensporen in Honig überdauern. Wir gehen jedoch davon aus, dass die Sporen nur Säuglingen gefährlich werden, weil sie sich in deren Darm ausbreiten können. Bleibt eine letzte Möglichkeit: Früher steckte das Bakteriengift hin und wieder in Lebensmitteldosen. Inzwischen machen Kontrollen und Konservierungsstoffe sie jedoch deutlich sicherer. Was das Paar letztlich krank werden ließ, konnten wir nicht klären.

Nach zwei Wochen in der Klinik wollten beide wieder nach Hause. Wir zögerten, denn die Symptome können sich auch nach Wochen noch einmal verschlechtern. Am Ende einigten wir uns auf regelmäßige Kontrollen und entließen sie. Beide erholten sich komplett. Nach vier Monaten erzählte mir die Frau glücklich: »Ich kann wieder schwitzen.«

***Dr. Matthias Gerhard Voßen** ist Facharzt für Innere Medizin und arbeitet in der Klinischen Abteilung für Infektionen und Tropenmedizin an der Medizinischen Universität Wien in Österreich.*

STECHENDE BESCHWERDEN

Ein Zollbeamter hat starke Schmerzen in der Flanke, Wochen später dann in der Brust. Ein Arzt entdeckt, dass der Patient in Lebensgefahr schwebt.

Von Professor Dr. Wolfram Terres
Aufgezeichnet von Beate Wagner

Das erste Mal hatte der Mann stechende Schmerzen in der rechten Flanke, als er im Oktober Urlaub auf Mallorca machte. Der Zollbeamte hatte nichts Böses vermutet und war nach seiner Rückkehr wieder zur Arbeit gegangen.

Eine Woche später wurde der 53-Jährige wegen extremer Schmerzen mit dem Rettungswagen in unsere Klinik gebracht. Die Kollegen der Allgemeinchirurgie vermuteten eine Nieren- oder Gallenkolik. Die Entzündungswerte im Blut waren erhöht. Der Ultraschall des Bauches ergab aber keinen Hinweis auf Nieren- oder Gallensteine. In der Computertomografie (CT) sahen wir, dass die Wand des Dickdarms verdickt war – oft ein Grund für eine Divertikulitis. Das sind kleine Ausstülpungen der Darmschleimhaut, die sich entzünden. Typisch sind dumpfe Schmerzen im linken Unterbauch.

Der Patient hatte aber stechende Beschwerden in der rechten Flanke. Nach fünf Tagen entließen wir ihn mit Antibiotika und Schmerzmittel, aber ohne konkrete Diagnose. Nach zwei Wochen kam er wieder in die Notaufnahme: schlapp, fiebrig und bleich. Der zwei Meter große Mann beschrieb zudem erneut stechende Schmerzen, diesmal rund um die rechte Brustwarze. Wenn er einatmete, verstärkten sie sich.

Es war offensichtlich, dass etwas nicht stimmte. Die atemabhängigen Schmerzen waren ein wichtiger Hinweis, dass die Ursache eher im Brustbereich als im Magen-Darm-Trakt liegen musste. Wir schlossen einen Herzinfarkt aus, nahmen Blut ab und machten ein Röntgenbild des Brustkorbs. Auf den Aufnahmen sahen wir eine beginnende Lungenentzündung. Sollte das alles sein? Vielleicht bestand ja ein Zusammenhang zu den ungeklärten Beschwerden vor einigen Wochen? Steckte etwa eine Lungenarterienembolie dahinter? Die Laborergebnisse erhärteten den Verdacht: Die »D-Dimere« waren drastisch erhöht. Dieser Blutwert steigt an, wenn der Gerinnungsprozess irgendwo im Körper gestört ist.

Bei einer Lungenarterienembolie gelangen Blutgerinnsel in die Lungengefäße und verstopfen sie. In etwa 95 Prozent der Fälle entsteht die Embolie durch einen Thrombus aus den tiefen Beinvenen, der mit dem Blut in Richtung Herz gespült wird. Selten verstopfen Fettpartikel oder Luftblasen die Lungengefäße. Die Betroffenen leiden typischerweise unter plötzlicher Luftnot, Brustschmerzen, Husten und Fieber – diese Symptome hatte der Patient bis kurz vor Diagnosestellung nicht gehabt. Die Lungenarterienembolie ist lebensgefährlich: In Deutschland sterben jährlich etwa 20 000 bis 30 000 Menschen daran.

Jetzt musste alles schnell gehen. Wir führten ein zweites CT durch, dieses Mal mit Kontrastmittel. So lassen sich Gerinnsel in den Lungengefäßen sicher entdecken. Das gespritzte Kontrastmittel verteilt sich bis in die kleinsten Adern, Fremdkörper werden ausgespart. Der Befund war eindeutig: Das CT-Bild zeigte gleich mehrere kleine und größere Aussparungen. Wir wiesen also nicht nur ein Gerinnsel nach, sondern viele. Der Patient hatte großes Glück, dass er noch lebte. Immerhin war er wochenlang mit verstopften Lungengefäßen herumgelaufen.

Wir verabreichten ihm sofort ein Medikament, das die Blutgerinnsel auflöste. Sein Zustand besserte sich – nach wenigen Tagen entließen wir ihn. Die Ursache für die Blutgerinnsel blieb in diesem Fall unbekannt, vermutlich hatte der Mann eine Veranlagung. Normalerweise gehen einer Lungenembolie eine Operation, Verletzungen oder eine längere Liegezeit voraus, die dann zur Beinvenenthrombose führen. Dieser Patient aber war kerngesund gewesen. Bei der Kontrolluntersuchung im kommenden Jahr werden wir entscheiden, ob er die Medikamente lebenslang nimmt – oder das Risiko eingeht, noch einmal eine Lungenarterienembolie zu erleiden.

Der Fall hat mir wieder einmal gezeigt: Die Lungenarterienembolie ist wie ein Chamäleon. Sie variiert von Patient zu Patient oder wandelt sich im Verlauf der Diagnostik. Die Symptome sind oft wenig eindeutig. Sie können klassisch sein, wie Atemnot und Husten. Aber sie können auch untypisch sein, wie plötzliche Ohnmacht oder Herzrhythmusstörungen. Ein wichtiger Hinweis für uns Ärzte ist immer: Sobald es atemabhängige Beschwerden gibt, die sich nicht erklären lassen, müssen wir an eine Lungenarterienembolie denken.

***Professor Dr. Wolfram Terres** ist Chefarzt der Klinik für Kardiologie am Allgemeinen Krankenhaus Celle.*

KRIBBELNDE HÄNDE

Eine Frau kann kaum noch schreiben, ihr Herz rast. Schließlich findet ein Neurologe heraus, was im vergangenen Sommer geschah.

Von Professor Dr. Joachim Röther
Aufgezeichnet von Constanze Löffler

Mager, müde und blass saß die Patientin in der neurologischen Ambulanz vor mir. Ein befreundeter Radiologe hatte die Patientin zu mir geschickt, weil in einer Kernspinaufnahme ihres Kopfes die weichen Hirnhäute und das Stammhirn, das lebenswichtige Systeme wie Kreislauf und Atmung reguliert, auffällig aussahen. Die Frau erzählte mir von den vergangenen paar Wochen, in denen sie kurzatmig war und Herzrasen hatte. Eine Kardiologin hatte beim Ultraschall Flüssigkeit im Herzbeutel gefunden – das sprach für eine Entzündung des Organs. Und da die Frau auch über zahlreiche neurologische Beschwerden geklagt hatte, hatte die Kollegin eine Kernspinuntersuchung des Kopfes veranlasst.

Bereits vor mehreren Monaten hatten andere, vielfältige Beschwerden begonnen: Der Frau war häufig übel gewesen, aber eine Magenspiegelung hatte nichts ergeben. Die Patientin hatte seitdem mehrere Kilo abgenommen. Etwas später hatten ihre Hände angefangen zu kribbeln; abwechselnd hatten sich die Arme und Schultern taub angefühlt, oder Schmerzen waren wie Stromschläge eingeschossen. Diese Anzeichen sind typisch für ein entzündetes Rückenmark, aber auch Tumore oder ein Vitamin-B12-Mangel können sie auslösen. Ein paar Monate nachdem die allerersten Symptome aufgetreten waren, hatte die Frau Probleme mit dem

Gleichgewichtssinn bekommen: Wiederholt hatte sie sich an Möbeln gestoßen. Seit dieser Zeit gehorchte ihr die rechte Hand nicht mehr, sodass sie Mühe hatte zu schreiben.

Der Radiologe, der sie zu mir geschickt hatte, vermutete, dass die Ursache ein bösartiger Tumor sein könnte, etwa Brustkrebs, der ins Hirn gestreut hatte. Als ich die Kernspinbilder ansah, dachte ich, es könnte auch eine Entzündung des Gehirns infolge einer Autoimmunerkrankung sein, bei der sich körpereigene Eiweißstoffe, sogenannte Antikörper, gegen das Hirngewebe richten. Als Nächstes entnahm ich der Patientin mit einer Kanüle Hirnwasser aus dem Rückenmarkskanal. Die Zusammensetzung des Hirnwassers kann Aufschlüsse über krankhafte Veränderungen des Nervensystems geben. Noch am selben Abend konnte ich sie beruhigen: Das Labor hatte keine Tumorzellen gefunden – Krebs war nicht die Ursache der Beschwerden. Stattdessen deutete der Befund auf eine Entzündung hin: Das Eiweiß im Hirnwasser war erhöht, und es schwammen vermehrt Fresszellen darin. So ein Befund ist bei Infektionen häufig – egal, ob sie durch Bakterien, Viren oder Parasiten verursacht sind. In mir keimte ein Verdacht, welcher Erreger der Auslöser sein könnte.

Um keine Zeit zu verlieren, begann ich über das Wochenende mit einer Antibiotikatherapie. Auch wenn sich meine Vermutung nicht bestätigen sollte, nähme die Patientin davon keinen Schaden. Als ich sie am Montag bei der Visite traf, war sie wie ausgewechselt – zwar noch etwas wackelig auf den Beinen, aber munter. Im Laufe des Tages bekam ich die weiteren Laborergebnisse: Im Hirnwasser hatte man Antikörper gegen Borrelien, eine spezielle Bakterienart, gefunden. Das war der Beweis, dass mein Verdacht richtig gewesen war: Die Frau hatte eine Neuroborreliose – eine Infektion, die durch Bakterien verursacht wird, die im Darm von Zecken leben.

Nun erinnerte sich die Patientin, im vergangenen Sommer von

einer Zecke gebissen worden zu sein. Bei Weitem nicht alle Zecken tragen die Bakterien, sodass nur etwa jeder Hundertste Gebissene überhaupt erkrankt. Am häufigsten tritt danach die »Wanderröte« an der Einstichstelle auf – ein sich ausdehnender roter Fleck; seltener sind grippeähnliche Symptome; und extrem selten ist eine Neuroborreliose, bei der das Nervensystem beteiligt ist. Auch andere Organe und Strukturen im Körper können von der Infektion betroffen sein: etwa das Herz – wie bei meiner Patientin – oder die Gelenke. Die Beschwerden unterscheiden sich bei jedem Einzelnen, abhängig davon, welche Organe die Borrelien befallen. Manchmal sind die Symptome dezent, was die Diagnosestellung verkompliziert.

Meine Patientin erholte sich durch die Antibiotikainfusion sehr rasch. Die Frau ist inzwischen wieder gesund, fährt viel Fahrrad und ist im Beruf voll belastbar.

***Professor Dr. Joachim Röther** ist Chefarzt der Neurologie an der Asklepios Klinik Hamburg-Altona.*

SCHMERZVOLLE SCHAM

Ein Mann bekommt immer wieder Hautknoten, sein Arzt sagt, er sei selbst schuld daran. Bis eine Spezialistin ihm die Angst nimmt und helfen kann.

Von Dr. Sylke Schneider-Burrus
Aufgezeichnet von Nina Poelchau

Als der Mann zu mir in die Sprechstunde kam, hatte er eine immense Leidenszeit hinter sich: fast 25 Jahre. Er war niedergeschlagen und verzweifelt. Denn bestimmte Regionen seines Körpers waren außer Kontrolle geraten. Ich bin immer wieder erschüttert, was Menschen mit einer Erkrankung durchmachen, bevor sie endlich Hilfe finden.

Der vierzigjährige Architekt erzählte mir seine Geschichte: Er wuchs in einem Dorf in Niederbayern auf. Als er siebzehn war, entdeckte er eine schmerzende Verdickung unter dem Arm, eine Art Knoten. Wie eine Kapsel ließ dieser sich unter der Haut hin- und herschieben. Weitere solcher Verdickungen kamen nach und nach hinzu, auch in der Leistengegend und im Genitalbereich.

Der junge Mann wartete erst mal ab, ob die Knoten von selbst verschwinden würden. Dann zeigte er die Stellen seinem Hausarzt. Der wusste damit nichts anzufangen und schickte ihn weiter zu einer Dermatologin. Die wiederum überwies den Patienten zu einem Chirurgen. Die Erfahrung, die er dort machen musste, traf ihn schmerzlich. Der Arzt sei spürbar auf Distanz gegangen, erzählte er mir in der Sprechstunde, und habe gesagt, er müsse mehr auf seine Hygiene achten und sich gründlicher waschen. »Zwischen Tür und Angel« habe der Chirurg anschließend die Verdickungen geöffnet: Es waren mit Eiter gefüllte Abszesse.

Der Patient fühlte sich gedemütigt und in der Pflicht, das Problem irgendwie allein in den Griff zu bekommen. Er wusch und wusch sich. Aber die Knoten kamen wieder. Er desinfizierte die Stellen und probierte alle möglichen Cremes und Tinkturen aus. Aber es wurde nur schlimmer.

Manche Abszesse gingen von allein auf, es kamen neue hinzu. Er ging immer wieder zu dem Chirurgen und versicherte, dass er peinlichst auf Hygiene achte. Er fühlte sich in der Praxis unwillkommen, fast aussätzig. Das Prozedere war immer gleich: Der Arzt schnitt die Verdickungen auf und schickte den Patienten mit der Ermahnung nach Hause, sich noch gründlicher zu waschen.

Erst viele Jahre später fand der Mann durch Recherche im Internet heraus, wie sein Krankheitsbild hieß: Akne inversa, ein Leiden mit entzündlichen schmerzhaften Hautveränderungen. Die genaue Ursache ist noch unklar, die Krankheit hat nichts mit mangelnder Hygiene zu tun. Möglicherweise spielen entzündete Haarwurzeln und ein fehlgesteuertes Immunsystem eine Rolle. Ziemlich sicher gibt es eine erbliche Komponente. Männer sind häufig besonders schwer betroffen.

Als ich den Mann in meiner Sprechstunde kennenlernte, erzählte er mir, dass er allein lebe und enorme Angst vor einer engeren Beziehung habe. Von außen sah man ihm nichts an. Aber sobald er die Kleidung ablegte, zeigte sich das Ausmaß seines Leidens. Er hatte sich Binden in die Achselhöhlen gelegt und trug Windeln – um die Folgen seiner Krankheit im Alltag irgendwie einzudämmen: Denn mit den Jahren waren es noch mehr Abszesse geworden, die sich aneinanderreihten, sich spontan öffneten und wieder verheilten. Unter seiner Haut hatten sich durch die dauernden Entzündungen Fisteln gebildet – ein weit verzweigtes, fuchsbauartiges System aus Gängen und Höhlen.

Ich würde ihm helfen können – das versprach ich ihm schon bei seinem ersten Besuch. Allerdings müsse er sich auf eine harte

Prozedur einstellen, sagte ich ihm. Der Patient war zu allem bereit, er wollte endlich ein normales Leben führen. Zunächst stoppten wir die Entzündung, die in seinem Körper wütete: Über zehn Wochen nahm er zwei verschiedene Antibiotika ein. Die Abszesse heilten ab, die Entzündung beruhigte sich. Dann schnitt ich in einer Operation das Fistelsystem heraus, dadurch entstanden große Wunden. Es dauerte Wochen, bis diese verheilt waren. Der Mann musste die Wundränder konsequent mehrmals täglich speziell versorgen. Es war eine schwere Zeit – aber er war glücklich, denn endlich war Hoffnung in Sicht.

Bis heute, ein gutes Jahr nach den Eingriffen, nimmt er ein Medikament, das die Entzündung unterdrückt. Er wird es auch weiterhin einnehmen müssen. Mit den Nebenwirkungen – etwa der Neigung zu Pilzinfektionen – kommt er zurecht. Seither ist kein weiterer Abszess aufgetreten. Vor Kurzem erst hat er mir geschrieben: Er sei sehr dankbar und wage sich endlich wieder unbeschwert unter Menschen.

***Dr. Sylke Schneider-Burrus** ist Chefärztin des Zentrums für Dermatochirurgie an der Havelklinik in Berlin.*

BLIND FÜR MINUTEN

Ein Hobbygärtner sieht auf einem Auge kurz nichts mehr. Sind die Adern verkalkt? Ein Internist erkennt, was ein Zahnarztbesuch damit zu tun hat

Von Dr. Olaf Krause
Aufgezeichnet von Astrid Viciano

Der Patient stand kurz vor seiner Entlassung aus der Augenklinik, als ich ihn zum ersten Mal sah. Die Kollegen hatten ihn zu uns in die Klinik für Innere Medizin geschickt, weil er sich seit einigen Wochen müde und abgeschlagen fühlte. Vor mir saß ein kräftiger Mann, der mir besorgt berichtete, dass etwas mit ihm nicht stimme. Der Rentner erzählte, dass er für sein Leben gern im Garten arbeite. Doch habe er seinem Hobby in der letzten Zeit kaum noch nachgehen können, sagte er. Er habe immer wieder unter Schüttelfrost gelitten. Als er in der Woche zuvor zweimal hintereinander jeweils zwanzig Minuten auf dem linken Auge nichts mehr gesehen hatte, habe er den Notarzt gerufen. Der hatte ihn in die Augenklinik gebracht.

Die Kollegen hatten festgestellt, dass die zentrale Netzhautarterie des linken Auges teilweise verschlossen war. Auch die Sehschärfe des Auges hatte nachgelassen. Sie gingen von einer altersbedingten Verkalkung des Gefäßes aus und verschrieben ein blutverdünnendes Medikament. Und wir sollten nun herausfinden, warum der Mann sich so erschöpft fühlte. Anhand der Laborergebnisse sah ich, dass die Entzündungszeichen im Blut erhöht waren. War es eine Gelenkentzündung? Sie geht manchmal mit Gefäßentzündungen einher. Der Patient klagte aber nicht über Schmerzen in den Gliedmaßen. Auch litt er an Blutarmut. Hatte er einen Tumor? Bei Darmkrebs etwa kann Blut über den Verdauungstrakt verloren gehen. Der Mann berichtete, dass er nachts viel schwitze und abgenommen habe. Das konnten Anzeichen einer bösartigen Erkrankung sein.

Bei der Untersuchung fiel mir zunächst nichts Besonderes auf. Der Bauch war weich und unauffällig. Doch als ich das Herz abhörte, nahm ich ein lautes Fauchen wahr. Ob das bei einer früheren Untersuchung schon einmal aufgefallen sei, fragte ich. Der Patient verneinte.

Nun musste ich rasch vorgehen: Als mögliche Diagnose kam eine Erkrankung der Klappe zwischen linkem Vorhof und linker Herzkammer infrage. Auf weiteres Nachfragen erzählte mir der Patient, dass ihn sein Zahnarzt einige Wochen zuvor operiert hatte. Damals habe auch das Unwohlsein begonnen. Da wurde ich hellhörig und beschloss, einen Ultraschall des Herzens durchzuführen. Und tatsächlich: Auf der Herzklappe war ein kugelförmiger Haufen zu sehen. Ich machte noch eine spezielle Ultraschalluntersuchung, bei der eine Sonde in die Speiseröhre eingeführt wird. Damit sah ich, dass die Klappe weitgehend zerstört und deshalb undicht war.

Die Herzklappe war entzündet, der Patient litt an einer Endokarditis. Der kugelförmige Haufen auf der Klappe – das waren Bakterien. Staphylokokken, wie eine Blutkultur ein paar Tage später ergeben sollte. Das erklärte das Fieber und den Schüttelfrost. Vermutlich war die Bakterienabsiedelung durch die Zahn-OP verursacht worden: In seltenen Fällen können bei solchen Eingriffen Keime aus dem vereiterten Zahn oder Zahnfleisch in die Blutbahn gelangen und sich an anderer Stelle im Körper ansammeln, etwa an den Herzklappen.

Der Mann war also lebensbedrohlich erkrankt: Die Bakterien oder aber auch Blutgerinnsel, die an der Klappenoberfläche noch entstehen konnten, konnten sich jederzeit lösen, ein Gefäß im

Gehirn verstopfen und so einen Schlaganfall auslösen. Oder aber sie konnten in die Darmarterien geraten und dort einen Gefäßverschluss verursachen. Dieser Mechanismus hatte wohl auch die kurzzeitige Blindheit des Patienten ausgelöst: Gerinnsel waren von der Herzklappe abgegangen und hatten die Netzhautarterie im Auge vorübergehend verschlossen.

Wir mussten schnell handeln: Angesichts des schlechten Zustands der Herzklappe blieb nur die Möglichkeit, dem Patienten eine neue, künstliche Klappe einzusetzen. Er wurde sofort in die Herzchirurgie verlegt. Vorher hatten wir noch eine Therapie mit zwei Antibiotika gegen die Bakterien begonnen. Ein paar Tage später wurde der Mann operiert. Danach erhielt er vier Wochen lang ein weiteres Antibiotikum, damit keine Keime die neue Herzklappe besiedeln konnten.

Kurze Zeit nach seiner Entlassung rief mich der Patient an: Er war wohlauf, das Auge hatte sich weitgehend erholt, und er konnte wieder seiner geliebten Gartenarbeit nachgehen.

Dr. Olaf Krause *ist Internist, Kardiologe und Geriater und als Oberarzt am Diakovere Henriettenstift und an der Medizinischen Hochschule Hannover tätig.*

ZUCKUNGEN AUS DEM NICHTS

Auf einmal macht ein Mädchen blitzartige Bewegungen und meidet Menschen. Ist sie psychisch krank? Ein Arzt entdeckt die Ursache im Hals.

Von Dr. Paris Papakostas
Aufgezeichnet von Constanze Löffler

Vor einiger Zeit lernte ich in unserer Klinik ein Mädchen kennen. Ich besuchte sie auf der Station der kinder- und jugendpsychiatrischen Abteilung, denn die Kollegen hatten mich um Rat gebeten. Die Mutter erzählte mir die Geschichte: Ihre Tochter habe sich vor etwa zehn Wochen wie aus dem Nichts verändert. Die Dreizehnjährige weigerte sich, in die Schule zu gehen, traf ihre Freundinnen nicht mehr, schwänzte das Sporttraining und hatte Angst vor Menschenansammlungen. Zudem entwickelte sie einen körperlichen Tic: Sie zuckte unwillkürlich mit den Armen und Händen, bisweilen auch mit den Beinen. Zudem verzerrte sich ihr Gesicht blitzartig.

Die Kinder- und Jugendpsychiater vermuteten, dass sie an einer Psychose mit schizophrenieähnlichen Symptomen litt, und behandelten sie mit starken Medikamenten. Aber auch nach acht Wochen Therapie besserten sich die Beschwerden nicht. Nun überlegten die Kollegen in sämtliche Richtungen und suchten nach möglichen Anhaltspunkten in der Krankengeschichte. Einige Wochen bevor die psychischen Auffälligkeiten aufgetreten waren, hatte die Patientin eine eitrige Mandelentzündung gehabt. Deshalb fragte man nun uns HNO-Ärzte um Rat.

Mandelentzündungen werden von Streptokokken ausgelöst. Diese Bakterien geben einen Giftstoff ab, das Streptolysin. Das körpereigene Abwehrsystem bildet dagegen spezielle Antikörper: Antistreptolysin, kurz ASL. Diese Eiweißstoffe haben mitunter die unangenehme Angewohnheit, auch gesundes Gewebe anzugreifen. Folgen sind Entzündungen der Herzklappen, des Herzmuskels oder der Nierenbecken. In seltenen Fällen – Statistiken zufolge meist bei Mädchen zwischen sechs und dreizehn Jahren – docken die Antikörper im Hirngewebe an den Basalganglien an. Eine Aufgabe dieser Hirnstrukturen ist es, körperliche Bewegungen zu koordinieren. Sind sie beeinträchtigt, können als Folge Bewegungsstörungen auftreten, die sich als Zuckungen oder körperliche Tics äußern. Auch depressive Verstimmungen, Trennungsängste oder emotionale Labilität sind mögliche Symptome – dann sprechen die Experten von PANDAS. Das ist die Abkürzung für »Pediatric Autoimmune Neuropsychiatric Diseases Associated with Streptococcal Infections« und heißt frei übersetzt: Autoimmunerkrankungen des kindlichen Gehirns im Zusammenhang mit Streptokokken-Infektionen.

Anders konnte ich mir die Befunde nicht erklären – das Mädchen musste an PANDAS leiden. Für die Diagnose misst man die Streptolysin-Antikörper im Blut. Der Wert war bei der Patientin erhöht. Ich riet den Kollegen, das Mädchen konsequent mit Antibiotika zu behandeln, um die Infektion einzudämmen. Doch die Werte der Antikörper blieben weiter erhöht. Weder reduzierten sich die plötzlichen Zuckungen, noch besserte sich ihr psychischer Zustand. Offenbar schwelten noch immer Entzündungsherde in den Mandeln, und der Körper produzierte weiter die speziellen Antikörper, die das Hirn angriffen.

Dass Bewegungsstörungen und psychiatrische Symptome mit Streptokokken-Infektionen zusammenhängen können, weiß man seit etwa vierzig Jahren. Doch erst seit Beginn der 2000er Jahre wird das Phänomen intensiver erforscht. Experten diskutieren, ob Tic- und Zwangsstörungen bei Erwachsenen womöglich auf eine frühere Infektion mit Streptokokken zurückzuführen sind. Einige Mediziner fordern, bei Kindern mit einer plötzlich einsetzenden Tic- oder Zwangserkrankung immer einen Antistreptolysin-Test durchzuführen. Das Gute: Richtig behandelt werden neun von zehn PANDAS-Patienten innerhalb von drei Monaten wieder gesund.

Mir blieb nur die Möglichkeit, die Mandeln operativ zu entfernen. Der Eingriff war schnell erledigt, danach lag das Mädchen eine Woche auf unserer Station. Die Veränderungen waren phänomenal: Mit jedem Tag wurden die Zuckungen seltener und schwächer. Als ich die Patientin ein Vierteljahr später zur Nachkontrolle wiedertraf, waren sämtliche auffälligen Bewegungen und psychiatrischen Symptome verschwunden. Eltern und Tochter waren extrem erleichtert – das Mädchen war jetzt wieder ein ganz normaler Teenager.

***Dr. Paris Papakostas** ist Oberarzt für Hals-Nasen-Ohren-Heilkunde am Städtischen Klinikum Brandenburg an der Havel.*

HERZSCHLAG IM OHR

Nach dem Training hat ein Mann Kopfschmerzen, später hört er ein pulsierendes Geräusch. Ein Arzt findet heraus, was der Sport damit zu tun hat.

Von Professor Dr. Christian Arning
Aufgezeichnet von Constanze Löffler

Der Patient kam zu mir, nachdem bei ihm acht Wochen zuvor heftige Kopfschmerzen und Sehstörungen aufgetreten waren. Die Beschwerden kamen nach dem Sport, als er vom Hometrainer abgestiegen war. Seine Sehkraft normalisierte sich schnell wieder, aber der Kopfschmerz hielt an. Es war Herbst, und sein Hausarzt tippte auf einen grippalen Infekt. Er verschrieb Schmerztabletten. Doch sobald der Vierzigjährige das Präparat absetzte, kehrten die Schmerzen zurück. Also suchte er einen Orthopäden auf. Hatte er sich beim Training die Halswirbelsäule verletzt? Der Orthopäde fand verspannte Muskeln und ordnete Massagen und Krankengymnastik an. Nach zwei Sitzungen ließ der Schmerz nach.

Doch zehn Tage nachdem die Symptome aufgetreten waren, begann es im rechten Ohr des Mannes zu rauschen. Wieder ging er zum Hausarzt, der ihn zum Neurologen schickte. Ein Ultraschall der Halsgefäße blieb ohne Befund. Mittels Kernspinuntersuchung schloss der Neurologe einen Tumor und eine Gefäßmissbildung aus, die manchmal ein solches Ohrgeräusch verursachen können. Auf den Bildern erschien lediglich die rechte Halsarterie, die zum Gehirn führt, auf Höhe der Schädelbasis etwas erweitert.

Der Patient erzählte, dass das Geräusch sich wie der eigene Herzschlag anhöre. So ein »pulssynchrones Ohrgeräusch« entsteht durch Strömungsgeräusche: wenn der Durchmesser einer Arterie, die nahe am Ohr liegt, für die durchfließende Menge Blut zu klein ist – entweder weil vermehrt Blut hindurchfließt oder weil das Gefäß verengt ist. In diesem Fall sah die auffällige Ader im Kernspin nicht verengt aus, sondern angeschwollen. Auch wenn so ein Ohrgeräusch nicht unbedingt krankhaft ist, war der Neurologe beunruhigt.

Ein Ohrgeräusch bei einem Sportler? Ich kannte so einen Befund von Athleten, die eine ruckartige Bewegung gemacht hatten: etwa bei Tennisspielern nach einem kraftvollen Aufschlag. Ein Ohrgeräusch gepaart mit Kopfschmerzen entsteht durch eine Einblutung in eine Gefäßwand: Das Blut spreizt die Gewebeschichten der Wand auf, sodass sich das Gefäß verengt. Von außen sieht es infolge des Blutergusses aber erweitert aus. Ich vermutete, dass auch bei meinem Patienten dieses Phänomen vorlag.

Auslöser für die Blutung ist folgendes Geschehen: Die Wand größerer Adern wird von winzigen Gefäßen mit Sauerstoff und Nährstoffen versorgt. Solch eine Mini-Ader kann bei einem Infekt durch Viren geschädigt werden, bei einer abrupten Bewegung einreißen und zu einer Einblutung in die Wand des größeren Gefäßes führen. Diese »spontanen Dissektionen« sind recht selten. In Studien werden etwa vier Fälle pro 100 000 Menschen angegeben. Im Herbst, wenn viele Erkältungsviren umherschwirren, stellen wir die Diagnose häufiger. Betroffen ist meist die Wirbelarterie, die sich durch die Löcher in den Seitenfortsätzen der Halswirbel schlängelt.

Die besten Untersuchungsmethoden für die Diagnose sind Ultraschall und Kernspin. Doch auch mit den beiden Verfahren lässt sich das Geschehen nicht immer erkennen – wie im Falle dieses Patienten. Die Untersuchungen des Kollegen hatten keine Dissektion gezeigt. Auch mir gelang es nicht, den Bluterguss in der Gefäßwand im Ultraschall direkt darzustellen. Es gibt jedoch einen

Trick, um die Gefäßverengung indirekt nachzuweisen: Ich untersuchte am Oberrand der rechten Augenhöhle mit dem Ultraschall eine Verbindungsarterie zwischen den inneren und äußeren Kopfgefäßen und fand dort einen »Umgehungskreislauf«. Nur wenn die innere Halsschlagader stark verengt oder verschlossen ist, nimmt das Blut diesen anderen Weg.

Damit war klar: Grund für das Ohrgeräusch war eine Dissektion der rechten inneren Halsarterie, die ein Bluterguss verengt hatte. Sie war wohl durch eine abrupte Kopfdrehung auf dem Hometrainer entstanden, nachdem die winzigen Gefäße durch einen Virusinfekt vorgeschädigt worden waren. Das Gute: Solche Befunde bilden sich von selbst zurück. Wie bei einem Hämatom an anderer Stelle muss sich das Blut zunächst abbauen. Ich verschrieb dem Patienten ein blutverdünnendes Medikament, weil das verengte Gefäß vorübergehend das Risiko für einen Schlaganfall erhöhte. Und ich riet ihm, die nächsten sechs Monate auf den Hometrainer und auf Sport mit ruckartigen Bewegungen zu verzichten.

Professor Dr. Christian Arning *ist niedergelassener Facharzt für Neurologie in Hamburg.*

STAUWARNUNG

Ein Mann kann seit Langem kaum noch schlucken und verliert Gewicht. Hat er einen Tumor? Ein Arzt entdeckt die Ursache und behebt sie schnell.

Von Dr. Mario Heindl
Aufgezeichnet von Beate Wagner

Vor ein paar Monaten erschien ein rüstiges Pärchen in meiner Spezialsprechstunde für Speiseröhrenprobleme. Der Mann war Mitte siebzig, seine Freundin deutlich jünger. Sie sorgte sich sehr um ihren Lebensgefährten. »Er hat heftige Schluckstörungen und ist damit kaum noch gesellschaftsfähig«, hatte sie mir zuvor am Telefon erzählt. »Egal, ob auf Familienfesten oder im Restaurant: Er kann kaum essen, ohne dass er sich heftig verschluckt.« Manchmal müsse er sogar erbrechen und habe dadurch schon fünf Kilo abgenommen.

Der Mann litt seit etwa vier Jahren unter den Blockaden. Schluckbeschwerden können viele Ursachen haben: eine vergrößerte Schilddrüse, eine entzündete Speiseröhre, einen Tumor. Bei diesem Patienten hatten Ärzte zuvor eine Struma, also eine vergrößerte Schilddrüse, diagnostiziert und ihn umgehend operiert. Doch der Mann hatte weiter Mühe zu schlucken. Er versuchte, sich mit der Situation zu arrangieren, indem er langsam aß, jeden Bissen sehr oft kaute und viel Wasser zu den Mahlzeiten trank. Doch der Zustand habe sich nun seit ein paar Monaten deutlich verschlechtert, erklärte er, das Essen bleibe ihm jetzt regelmäßig im Schlund stecken, verursache Husten und heftigen Würgereiz.

Ich veranlasste zunächst eine Magenspiegelung, bei der sich auch die Speiseröhre gut betrachten lässt. Die Kollegen fanden nichts. Der Patient rauchte seit Jahren eine Schachtel Zigaretten pro Tag – wir machten eine Computertomografie, um einen bösartigen Tumor der benachbarten Luftröhre auszuschließen. Dabei fiel auf: Die Speiseröhre, ein muskulöser Schlauch, war im unteren Teil gleichmäßig verdickt. Um zu erfahren, was dahintersteckte, fertigten wir einen »Breischluck« an: Der Patient nimmt einen Brei mit Kontrastmittel zu sich, so lässt sich unter Röntgenkontrolle der Schluckvorgang genau verfolgen. Bei der Untersuchung fand das Kontrastmittel nur langsam seinen Weg in den Magen. Der untere Bereich der Speiseröhre stellte sich auf den Aufnahmen so dünn dar wie der Stiel eines Sektglases.

Als nächste Untersuchung erfolgte eine Manometrie. Dabei schiebt der Arzt einen dünnen Plastikschlauch zuerst durch die Nase in die Speiseröhre und weiter in den Magen. Während man den Katheter langsam wieder zurückzieht, wird der Druck an verschiedenen Stellen der Speiseröhre gemessen. Die Manometrie bestätigte: Der untere Schließmuskel am Übergang zum Magen war verengt, der Druck deutlich erhöht. Die Diagnose war nun klar: Der Mann hatte eine Achalasie. Die Krankheit ist selten, jährlich erkrankt ungefähr einer von 100 000 Menschen daran. Meist sind die Betroffenen zwischen dreißig und fünfzig Jahre alt, also relativ jung. Vielleicht hatte das hohe Alter des Patienten die Kollegen von der richtigen Fährte abgebracht.

Bei der Erkrankung verkrampft und verdickt die glatte Muskulatur im unteren Teil der Speiseröhre – während des Schluckens kann sie nicht mehr entspannen. Die Gründe sind unklar. Es gibt Hinweise, dass die Achalasie durch einen Untergang von Nervenbahnen und -zentren im Bereich der Speiseröhre entsteht. Wahrscheinlich ist ein feines Nervengeflecht in der Muskelwand von Speiseröhre, Magen und Darm betroffen. Typisch für die Spätphase einer ausgeprägten Achalasie ist der Gewichtsverlust.

Um ganz sicherzugehen, dass der Patient nicht doch einen

Tumor in der Speiseröhre hatte, machten wir eine Endosonografie, eine innere Ultraschalluntersuchung. Dabei führt der Arzt einen daumendicken Schallkopf durch den Mund bis zu der verengten Stelle der Speiseröhre. Durch die Untersuchung konnten wir einen Tumor ausschließen, sie bekräftigte unsere Diagnose. Schon wenige Stunden später fühlte der Patient sich deutlich erleichtert. Wahrscheinlich hatte der dicke Schallkopf die verengte Speiseröhre so gedehnt, dass die Beschwerden fast verschwunden waren. Normalerweise hätten wir die Verengung mit einem Ballonkatheter geweitet – das war nun unnötig geworden. Der Mann konnte wieder ohne Probleme schlucken, essen und ins Restaurant gehen.

Dr. Mario Heindl, *Facharzt für Innere Medizin an der Klinik für Gastroenterologie und Rheumatologie, Universitätsklinikum Leipzig.*

VERRÜCKT VOR SCHMERZEN

Eine Patientin wird aus einer psychiatrischen Klinik in die Neurologie verlegt. Sie kann kaum noch laufen, Berührungen sind unerträglich. Zudem plagen sie Halluzinationen. Jahrelang glaubten Ärzte an ein psychisches Leiden – bis ein spontaner Einfall alles ändert.

Von Professor Dr. Gerhard Hamann
Aufgezeichnet von Astrid Viciano

Wie könnte ich die Patientin vergessen? Als ich sie an jenem Montag vor einigen Jahren zum ersten Mal in der Klinik traf, in der ich damals arbeitete, war sie grell geschminkt und hatte künstliche bunte Fingernägel. In einem schrillen Singsang klagte sie über Schmerzen und Kribbeln in Bauch, Armen und Beinen.

Die Vierzigjährige war am Freitag zuvor aus einer psychiatrischen Klinik zu uns verlegt worden, weil sie kaum noch stehen oder laufen konnte. Die Kollegen hatten den Verdacht, dass sie an einem Guillain-Barré-Syndrom leiden könnte: Das ist eine Autoimmunerkrankung, bei der sich die Antikörper im Blut nicht nur gegen Krankheitserreger richten, die von außen in den Organismus eindringen. Sie greifen vielmehr gleichzeitig die Nervenbahnen im Körper an. Die Betroffenen haben typischerweise fortschreitende Lähmungen – so wie die Patientin. Fünf Prozent von ihnen sterben. Den Patienten kann nur die Verabreichung von speziellen Antikörpern helfen, die die fehlgeleiteten Antikörper einfangen und unschädlich machen. Daher mussten wir rasch herausfinden, ob sie diese Erkrankung hatte.

Eine Punktion der Rückenmarksflüssigkeit am Wochenende hatte kein auffälliges Ergebnis erbracht. Auch die üblichen Laboruntersuchungen halfen nicht weiter. Daher versuchte ich in meiner Visite herauszufinden, welche Beschwerden die Patientin genau quälten. Zunächst fragte ich, wo die Schmerzen am schlimmsten seien. Sie deutete auf ihren Bauch. Sobald ich mir den Bauch ansah, rief sie, dass das rechte Bein am meisten wehtue. Kaum untersuchte ich ihr Bein, war es der linke Arm, der sie am heftigsten drangsalierte. Es ist ungewöhnlich, dass die Intensität eines Schmerzes so sprunghaft wechselt. Bei der Untersuchung schrie die Patientin auf. Sie bat mich flehend, ihr zu helfen.

Seit ihrer Jugend war sie immer wieder in psychiatrischen Kliniken gewesen: mal wegen einer möglichen Angsterkrankung, mal wegen Halluzinationen. Sie wirkte konfus und verängstigt, beschrieb mir Krabbeltiere, von denen sie meinte, dass sie gerade auf ihrer Bettdecke herumkröchen – eine Sinnestäuschung.

Irgendetwas an dem Fall war komisch, und ich hatte eine Intuition: Hinter den Symptomen, so dachte ich, verbarg sich mehr als nur ein psychisches Leiden. Ich erkundigte mich nach früheren Krankheiten. Fünfmal sei sie bereits am Bauch operiert worden, erzählte sie. Mal wegen des Verdachts auf eine Blinddarmentzündung, mal hatten die Ärzte Verwachsungen am Darm vermutet, aber nicht gefunden. Da klickte es in meinem Kopf. Die Bauchschmerzen, Operationen, Lähmungen und Halluzinationen – plötzlich passten die Symptome zusammen. Ich bat die Krankenschwestern, eine Urinprobe der Patientin zu nehmen und den Becher ins Arztzimmer zu stellen. Dann setzten wir unsere Visite fort.

Als wir nach eineinhalb Stunden zurückkehrten, hatte sich der Urin rötlichdunkel verfärbt. Mein Verdacht hatte sich bestätigt: Die Patientin litt an einer seltenen, angeborenen Stoffwechselerkrankung, der akuten intermittierenden Porphyrie. Etwa einer von 10 000 Menschen erkrankt daran. Den Betroffenen fehlt ein wichtiger Baustein, um den Farbstoff der roten Blutkörperchen abzubauen. Die nicht verarbeiteten Zwischenprodukte häufen sich im Körper an und zerstören die Nervenbahnen. Daher litt unsere Patientin unter Schmerzen und Lähmungen – und hatte auch psychische Symptome, vermutlich wegen der Anhäufung der Stoffwechselprodukte im Gehirn.

Wir begannen eine Infusionstherapie mit Hämarginat, einem Medikament, das die Entstehung der gefährlichen Zwischenprodukte im Körper verhindert. Dazu gaben wir Glukose, damit sich die überstrapazierte Leber der Patientin etwas erholen konnte. Schon wenige Tage nach Beginn der Behandlung war die Frau wie ausgewechselt. Ruhig und gefasst berichtete sie uns von ihren Fortschritten, sie klagte nicht mehr. Vier Monate später war sie in der Lage, wieder 200 Meter weit zu laufen. Erstmals seit ihrer Jugend konnte sie dauerhaft ein normales Leben ohne Schmerzen führen.

***Professor Dr. Gerhard Hamann** ist Direktor der Klinik für Neurologie und Neurologische Rehabilitation am Bezirkskrankenhaus Günzburg.*

ALLES, BLOSS KEIN PFLEGEHEIM!

Eine bisher fitte 104-Jährige kann nicht mehr sprechen und ist gelähmt. Soll der Arzt nichts tun? Oder alles geben und dabei ihr Leben riskieren?

Von Professor Dr. Andreas Harloff
Aufgezeichnet von Bernhard Albrecht

Am Tag der Atomkatastrophe von Fukushima saß die 104-jährige Frau um kurz nach neun Uhr morgens mit ihrem Sohn vor dem Fernseher. So erzählte er es mir später. »Schau dir die schlimmen Bilder an«, habe er gesagt, die Mutter habe nicht geantwortet. Regungslos saß sie da und starrte auf den Bildschirm. »Mutter?« Gerade war noch alles gut gewesen, sie hatten gefrühstückt und über das Weltgeschehen gesprochen. Als sie wieder nicht reagierte, rief er den Notarzt. Der kam schon nach acht Minuten und vermutete einen Schlaganfall.

Die Wohnung lag in der Nähe der Uniklinik Freiburg, die eine Spezialabteilung für Schlaganfälle hat. Eine halbe Stunde nach Symptombeginn war die alte Dame bei uns auf der neurologischen Intensivstation. »Oje, 104 Jahre alt«, dachte ich auf dem Weg zu ihr. »Es wird nicht leicht, zu entscheiden, was wir tun.« Als ich den Raum betrat, war ich verblüfft. Ich hatte eine uralte schwerkranke Frau erwartet, regungslos, Blick ins Leere. Doch sie sah aus wie Mitte 70. Den Sohn hätte ich auf maximal 60 Jahre geschätzt, aber auch er war schon 73.

Ich bat sie, den linken Arm zu heben. Sie reagierte sofort, verstand also einfache Aufforderungen, brachte aber kein Wort heraus. Ihre rechten Gliedmaßen konnte sie nicht bewegen. Der Schaden musste in der linken Hirnhälfte liegen, die den rechten Arm und das rechte Bein steuert und in der das Sprachzentrum liegt. Eine Kernspintomografie bestätigte den Verdacht: Schlaganfall. Ein Blutgerinnsel verstopfte eine Hirnschlagader, zwei Drittel der linken Hirnhälfte drohten abzusterben. Ich sah es schon vor mir: Rollstuhl, Gehwagen, Pflegeheim. Seine Mutter lebe selbstbestimmt, erzählte der Sohn. Morgens lese sie die Lokalzeitung, dann gehe sie einkaufen und am Nachmittag in den Schrebergarten. Eine halbe Stunde hin, eine halbe Stunde zurück, tagein, tagaus.

Es gibt heute Medikamente, um Blutgerinnsel im Gehirn sofort aufzulösen. Die Therapieform nennen wir Thrombolyse. Sie muss binnen viereinhalb Stunden nach Symptombeginn gestartet werden. Die Thrombolyse kann Wunder bewirken, viele Patienten verlassen das Krankenhaus symptomfrei. Aber sie kann auch gefährlich sein, zum Beispiel für diejenigen mit sehr hohem Blutdruck, stark vorgeschädigtem Gehirn oder Gerinnungsstörungen – übliche Begleiterkrankungen älterer Menschen. Die gefürchtete Nebenwirkung sind Hirnblutungen, die tödlich verlaufen können.

Wegen dieser Einschränkungen können wir die Thrombolyse sogar in Spezialzentren nur bei etwa zwanzig Prozent aller Schlaganfallpatienten durchführen. Damals war sie nur zugelassen bis zum Alter von 80 Jahren, jenseits davon fehlten aussagekräftige Studien. Wohl hatten wir mit Erfolg die Thrombolyse bei bis zu 90-jährigen durchgeführt. Aber die Patientin lag 24 Jahre über der Zulassungsgrenze – die Organe, aus denen es bluten konnte – Gehirn, Magen, Darm, Blutgefäße –, waren 104 Jahre alt. Es war ein schwer kalkulierbares Risiko. Auf der anderen Seite: Sie war in einer rekordverdächtigen Zeit in eine hoch spezialisierte Klinik gelangt, bisher war alles optimal gelaufen, und ihr Gehirn zeigte im Kernspin kaum Vorschäden. Ich erklärte dem Sohn unser Dilemma. Er überlegte nur kurz. »Für meine Mutter wäre es eine Horrorvorstellung, auf andere angewiesen zu sein. Sie würde entscheiden, es zu riskieren«, sagte er.

So spritzten wir das Medikament. Um fünf Uhr nachmittags saß sie schon aufrecht im Bett. Ihre ersten Worte sollen gewesen sein: »Das war kein so guter Tag heute.« Die alte Dame lebte noch vier Jahre zu Hause. Sie starb kurz vor ihrem 109. Geburtstag an einer Lungenentzündung.

Seit Kurzem gibt es keine obere Altersgrenze mehr für die Thrombolyse. Wir erwägen sie inzwischen auch dann, wenn Begleiterkrankungen bestehen, die früher als Kontraindikation galten. Zu verdanken ist das dem weltweiten Erfahrungsschatz vieler Ärzte. Das zeigt: Leitlinien und Zulassungsbeschränkungen sind wichtig, aber am Ende zählt immer der einzelne Patient. Was hat er zu verlieren, was zu gewinnen, was wäre sein Wille? Leider wagen beispielsweise kleine Krankenhäuser ohne Spezialabteilungen die Thrombolyse trotzdem bis heute nur bei etwa zehn Prozent aller Schlaganfallpatienten. Vielen Menschen könnte eine dauerhafte Behinderung erspart bleiben, wenn hier die Versorgung verbessert würde.

***Professor Dr. Andreas Harloff** arbeitet als Oberarzt an der Klinik für Neurologie und Neurophysiologie an der Uniklinik Freiburg.*

SCHMERZHAFTES HANDICAP

Ein Hobby-Golfer hat Knieprobleme und soll ein künstliches Gelenk erhalten. Ein Orthopäde kann ihn vor einer OP bewahren – weil er genau zuhört.

Von Professor Dr. Oliver Dierk
Aufgezeichnet von Nina Poelchau

Das Gespräch zwischen meinem Patienten und mir lief anfangs ziemlich holprig. Der Mann hatte genug von Ärzten, und er gab sich nicht viel Mühe, das zu verbergen. Seine Golffreunde hatten ihn geschickt. Ein großer, gut aussehender Ingenieur, Anfang sechzig, schnelle Auffassungsgabe. Der Arzt, den er zuvor aufgesucht hatte, hatte ihm zu einer Knieprothese geraten. Die wollte der Mann zwar gern vermeiden, aber er wirkte resigniert und ging anscheinend davon aus, dass auch ich ihm nicht mehr helfen könnte. So saß er da, ziemlich wortkarg. Ich musste ihn drängen, mir die Beschwerden zu schildern.

Hellhörig wurde ich, als er sagte, seine »Arthrose« sei ausgiebig, aber erfolglos behandelt worden, er habe weiter massive Schmerzen »tief im Knie«. Dabei deutete er mit dem Finger auf die Mitte des linken Knies.

Vor zwei Jahren hatte das Knie begonnen, dem Mann Ärger zu bereiten. Nicht, wenn er lag; auch nicht, wenn er morgens aufstand, aber nach einiger Zeit der Belastung. Obwohl das keine typischen Symptome dafür sind, kam der erste Orthopäde zu dem Ergebnis: Arthrose – Abnutzung des Knorpels! Klingt naheliegend bei einem über Sechzigjährigen. Eine leichte, alterstypische Arthrose war auch gut auf den Bildern zu erkennen. Der Arzt verpasste ihm Spritzen mit Hyaluronsäure, einer Art Schmiermittel. Die Injektionen halfen nicht.

Nach acht Wochen wurde der Patient weitergeschickt, er solle sich eine Zweitmeinung holen. Der nächste Orthopäde vermutete, dass das Problem in der Hüfte säße. Das Nachbargelenk ist in der Tat manchmal verantwortlich für Knieprobleme – leider nicht bei diesem Herrn. Er bekam manuelle Therapie und Einlagen für die Schuhe verschrieben. Auch das half nichts. Der nächste Orthopäde war überzeugt, das Problem käme aus dem Rücken. Neue Kernspinaufnahmen schienen ihm recht zu geben: Unregelmäßigkeiten an der Wirbelsäule, den Bandscheiben. Auch hier waren tatsächlich Abnutzungserscheinungen vorhanden – aber auch die waren alterstypisch und hätten nicht behandelt werden müssen. Diesmal bekam der Patient Physiotherapie für den Rücken.

Die Beschwerden hatte er weiterhin, das Golfspielen machte ihm keinen Spaß mehr. Die ersten zwanzig Minuten ging alles gut, dann kam der drückende, reißende Schmerz. Der vierte Orthopäde, zu dem er sich begab, fertigte neue Aufnahmen des Knies an und kam zum Ergebnis des ersten: Arthrose. Er machte eine Kniespiegelung, glättete den Knorpel, beseitigte eine Schleimhautfalte. Ergebnis: Der Schmerz war immer noch da. Der Arzt erklärte, jetzt helfe nur noch eine Prothese. Monate gingen ins Land. Der Mann scheute sich vor der Operation.

Als er bei mir im Sprechzimmer saß und endlich sprach, hörte ich konzentriert zu. Ich unterbrach ihn nicht. Es ist von Vorteil, wenn man als Arzt die Patienten ausreden lässt: Man erfährt wirklich etwas von ihrem Problem und sieht nicht nur das, was man vermutet, einfach weil es naheliegt – wie etwa die alterstypische Arthrose. Der Mann berichtete von zwei Problemen. Das eine: das Arthrose-typische leichte Reiben, das nur zu Beginn der Bewegungen auftritt. Damit konnte er gut leben. Das andere: der mächtige Schmerz tief im Gelenk. In der Mitte des Knies befinden sich die Kreuzbänder. Ich vermutete also, dass mit denen etwas nicht stimmte. Als ich seine Kernspinaufnahmen ansah, stellte sich schnell heraus, wo sein Problem lag – und dass er noch kein Kunstgelenk brauchen würde. Denn sie bestätigten mir: Die Kreuzbänder waren verklebt, Flüssigkeitsansammlungen hatten sich gebildet. Sie konnten sich nicht mehr aneinander vorbei bewegen – das müssen sie aber. Mir wurde klar: Eine Arthroskopie war die Lösung der Wahl – allerdings um die Kreuzbänder zu säubern und freizulegen.

Ich spürte, dass der Patient meiner deutlichen Einschätzung misstraute. Er war über sechzig, ich Anfang vierzig – sollte er nach dem langen Weg diesem jungen Schnösel glauben? An einem Kniemodell zeigte ich ihm geduldig, was mit seinem Gelenk los war, und was ich vorhatte. Die technisch logische Erklärung begeisterte ihn. Vier Wochen später operierte ich ihn, nach weiteren vier Wochen war er beschwerdefrei. Er rief mich an und teilte mir mit, er habe gerade ein paar neue Löcher auf dem Golfplatz ausprobiert. Es war unschwer herauszuhören, wie glücklich ihn das machte.

***Professor Dr. Oliver Dierk** ist Facharzt für Orthopädie und Unfallchirurgie und Chefarzt in der Schön Klinik Hamburg Eilbek.*

BAUCHGEFÜHL UND KOPFSACHE

Eine Frau hat Fieberschübe, Schmerzen, und wird nicht schwanger. Ein Arzt entdeckt, was sich wohl schon in der Kindheit in ihr eingenistet hat.

Von Dr. Andreas Hackelsberger
Aufgezeichnet von Nicole Heißmann

Auf den ersten Blick wirkte die Patientin nicht krank, aber bedrückt. Eine Frau Mitte dreißig, die wegen wechselnder Beschwerden schon diverse Ärzte aufgesucht hatte. Mal waren es Schmerzen in den Gelenken, mal Fieberschübe. Bei mir stellte sie sich nun mit Schmerzen im linken Unterbauch vor. Außerdem leide sie an Durchfall und Blähungen. Und seit Jahren sei ein Entzündungswert im Blut dramatisch erhöht, das C-reaktive Protein, kurz: CRP. Sie hatte siebzig Milligramm pro Liter – normal sind fünf bis zehn.

CRP ist ein Immuneiweiß aus der Leber. Ein so hoher Wert kann auf eine Infektion hindeuten, aber auch auf eine akute oder chronische Entzündung. Wegen der Gelenkbeschwerden war sie beim Rheumatologen, aber der Verdacht auf Rheuma hatte sich nicht bestätigt.

Ich vermutete eine Divertikulitis: In der Dickdarmschleimhaut gibt es kleine Taschen. Diese Divertikel entzünden sich manchmal. Doch im Ultraschall war nichts davon zu sehen. Wir vereinbarten einen Termin für eine Darmspiegelung, zu dem sie ihr Mann begleitete. Die beiden sprachen noch ein Problem an: Sie wünschten sich ein zweites Kind, aber es klappte nicht. Vor der ersten Schwangerschaft hatte die Patientin wegen Zyklusstörungen mehrere Gynäkologen konsultiert und ein Hormonpräparat genommen. Ob ich mir vorstellen könnte, dass die Entzündung etwas damit zu tun habe, fragte der Mann. Prinzipiell ja, sagte ich. Eine konkrete Idee hatte ich aber nicht. Die Darmspiegelung ergab nichts Besonderes.

Im nächsten Monat kam die Frau erneut und sagte, sie habe nun stechende Schmerzen in der Nabelgegend. Hatte sie einen Nabelbruch? Auch diesmal zeigte der Ultraschall nichts Auffälliges. Ich verschrieb einen Säureblocker für den Magen, doch auch der half nicht. Im Gegenteil: Zwei Monate später meldete sich die Patientin wieder und klagte über starke Magenschmerzen. Ich spiegelte den Magen und den Zwölffingerdarm – beides sah eigentlich gut aus. Mit einer Zange entnahm ich vier Proben aus der Schleimhaut des Zwölffingerdarms. Das macht man bei Verdacht auf Zöliakie, eine Unverträglichkeit gegen Gluten, das Klebereiweiß von Weizen. Die Gewebeproben schickte ich an unser Labor in Bayreuth. Nach wenigen Tagen rief mich der Pathologe an. Er hatte zwei Neuigkeiten: Zum einen litt die Patientin unter Lamblien, lästigen einzelligen Parasiten im Dünndarm, die etwa durch Pferde, Hunde oder Katzen übertragen werden. Ich verordnete für fünf Tage ein Antibiotikum, und die Schmerzen ließen nach.

Das größere Problem war eine seltene Infektion mit dem Whipple-Bakterium. Ich bin seit dreißig Jahren Gastroenterologe, aber das war erst meine zweite Patientin mit einem Morbus Whipple. Das Bakterium ist tückisch: Es vermehrt sich langsam im Darm, aber manchmal befällt es auch das Nervensystem. Ich überwies die Frau zu einem Spezialisten. Dort stellte sich heraus, dass auch ihr Nervenwasser infiziert war. Das war wohl der Grund, warum sie nicht schwanger wurde: Eine Schädigung der Hirnanhangdrüse kann zu Hormonschwankungen führen. Die Patientin bekam vierzehn Tage lang intravenös das Antibiotikum Ceftriaxon und danach mehrere Monate Tabletten mit Cotrimoxazol. Noch während der Therapie wurde sie schwanger.

Heute telefonieren wir ab und zu. Seit Kurzem nimmt sie an einer Whipple-Studie der Berliner Charité teil. Es geht ihr gut, die letzten Blutproben waren in Ordnung. Infiziert hat sie sich vielleicht schon als Kind: Das Bakterium kommt auf Bauernhöfen vor, und die Frau hatte von klein auf mit Pferden zu tun. Außerdem hat sie offenbar einen T-Zell-Defekt, bei dem bestimmte Immunzellen nicht richtig arbeiten. Das könnte sie anfällig für die sonst sehr seltene Krankheit gemacht haben.

Im Nachhinein bin ich froh, dass ich alle Möglichkeiten abgeklärt habe. Aber ein wenig Glück war auch dabei: Wären die Schmerzen nicht in den Oberbauch gewandert, hätte ich wohl keine Magenspiegelung gemacht. Dann würde die Patientin vielleicht heute noch mit den Bakterien herumlaufen.

Dr. Andreas Hackelsberger *ist Facharzt für Gastroenterologie am Medicum Facharztzentrum Wiesbaden.*

WILDWUCHS

Ein Mädchen hat seit Jahren Schmerzen im Bein und Probleme beim Wasserlassen. Zwei Ärzte entdecken, was sich im Körper des Kindes ausbreitet.

Von Dr. Christiane Gebhardt
und Professor Dr. Dirk Loose
Aufgezeichnet von Nicole Simon

Es gibt Krankheiten, deren Symptome sind so eindeutig, dass die Diagnose in der Regel schnell feststeht. Und es gibt Fälle, da warten Patienten jahrelang auf eine Erklärung. Das Mädchen, das vor einiger Zeit in unsere Praxis humpelte, war so ein Fall.

Schon bei der Geburt hatte es ein Blutschwämmchen am linken unteren Bein gehabt. Das war ein Jahr später in einer kleinen Routineoperation entfernt worden. Kurz darauf waren an dem Bein ungewöhnliche, blaue Adern aufgetaucht. Und nach einigen Monaten hatte die Wade begonnen, anzuschwellen.

Die meisten Ärzte waren ratlos. Einige glaubten, dass sich das mit der Zeit auswächst. Einer versuchte, die Adern, die man durch die Haut sah, zu lasern. Aber es half nicht. Im Alter von sechs Jahren war auch der Oberschenkel angeschwollen. Weil das Bein immer stärker schmerzte, trat das Mädchen nur mit der Fußspitze auf. In der Schule fehlte es so oft, dass es eine Klasse wiederholen musste.

Die Patientin war acht, als sie uns das erste Mal das Bein zeigte. Es war übersät mit Knubbeln und Dellen. Weil wir wissen wollten, wie es in der Wade und dem Oberschenkel aussah, machten wir einen speziellen Ultraschall, der die Blutgefäße farbig darstellt. Als der Ultraschallkopf über das Bein glitt, leuchtete der ganze Bildschirm. Überall waren Adern, die wild durcheinanderwucherten; ein dreidimensionales Netz aus Blutgefäßen durchzog die linke Wade und den Oberschenkel. Die Stränge waren so verworren, dass wir Probleme hatten, jene Gefäße zu finden, die das Bein normalerweise mit Blut versorgen.

Die Mutter erzählte uns zudem, dass ihre Tochter sich immer wieder einnässte. Einige Ärzte hatten daher psychische Probleme vermutet. Ein Ultraschall von Bauch und Becken und ein Kernspin zeigten uns jedoch: Auch im Bauchraum hatten sich fehlgebildete Gefäße ausgebreitet. Die Milz war zu einem riesigen Blutschwamm herangewachsen. Das Organ hatte die zehnfache Größe und quetschte und verdrängte die Harnblase des Mädchens. Das war der Grund für die Probleme beim Wasserlassen.

Was aber hatte die Gefäße so wuchern lassen? Für uns gab es nur eine Erklärung: Das Mädchen litt an einem seltenen, angeborenen Gefäßfehler. Vor allem Venen wachsen dabei unaufhörlich und in alle Richtungen. Sie verzweigen sich, verbinden sich untereinander oder drängen in das umliegende Gewebe. Die Fehlbildungen können in allen Organen und Körperregionen auftreten, mit unterschiedlichem Ausmaß. Die genauen Ursachen für die Krankheit sind bisher nicht erforscht. Man weiß nur, dass sich die Arterien und Venen bereits in den ersten Wochen der embryonalen Entwicklung umwandeln.

Die Veränderungen in dem Bein des Mädchens waren schwerwiegend. Die Schwellung und die gestörte Durchblutung in Form von Venenstauungen hatten zu den starken Schmerzen geführt. Nun wollte das Mädchen wissen, was wir tun konnten. Wir besprachen uns mit Kollegen aus anderen Fachrichtungen und überlegten, wie man am besten vorgehen könnte.

In den folgenden zwei Jahren haben wir das Kind mehrfach operiert. Zuerst wurde die riesige Milz zusammen mit fehlgebildeten Gefäßen entfernt, um wieder Platz für die Harnblase zu schaffen. Nach und nach klemmten wir dann sprießende und überzählige Gefäße in Wade, Oberschenkel und Gesäß vom Blutkreislauf ab und lösten sie schließlich heraus. Wir mussten vorsichtig vorgehen: Hätten wir zu viele Venen und kleine Arterien auf einmal entfernt, hätten die übrigen keine Zeit gehabt, sich an den neuen Blutfluss zu gewöhnen. Außerdem verlängerten wir die Achillessehne, die sich vom ständigen Gehen auf der Fußspitze verkürzt hatte.

Heute sieht das Bein des Mädchens wieder normal aus. Die Schmerzen sind fast komplett verschwunden, das Kind kann wieder laufen, rennen und springen. Auch die Blase macht keine Probleme mehr. Ein paar Gefäße im Oberschenkel müssen wir noch operieren. Das wird wahrscheinlich nicht die letzte OP sein. Denn heilen lässt sich die Krankheit nicht, vor allem die Venen werden weiter wachsen. Mit regelmäßigen Kontrollen können wir die Veränderungen in Zukunft jedoch rechtzeitig behandeln. So wird das Kind trotz dieser Erkrankung ein normales Leben führen können.

***Dr. Christiane Gebhardt** und **Professor Dr. Dirk Loose** sind Gefäßchirurgen an der Hamburger Klinik Fleetinsel und der Facharztklinik Hamburg.*

RÄTSELHAFTE OHNMACHTEN

Seit Jahren hat eine Frau immer wieder Zuckungen und bricht bewusstlos zusammen. Ein Spezialist entdeckt die Ursache und kann ihr helfen.

Von Dr. Jan-Peter Jansen
Aufgezeichnet von Beate Wagner

Als die junge Patientin zu uns in die Sprechstunde kam, hatte sie eine jahrelange Odyssee durch Arztpraxen hinter sich. Seit ihrer Teenagerzeit litt sie an Krampfanfällen. Dann zuckte der gesamte Körper, und sie stürzte sogar. Nur auf die Zunge biss sie sich dabei nie – der Zungenbiss ist ein klares Zeichen für einen großen epileptischen Anfall.

Vor einer ihrer Attacken war ihr schwindelig, nach dem Ereignis war sie oft minutenlang bewusstlos. Manchmal hatte sie auch Sprachprobleme. Die Krämpfe ereilten die Frau etwa zweimal pro Monat. Ansonsten machte sie einen kerngesunden Eindruck: Sie war schlank, lebte in einer Beziehung, hatte keine Allergien. Einzig Kopfschmerzen waren in ihrer Familie verbreitet.

Keiner der zig anderen Ärzte, die die Frau zuvor aufgesucht hatte, konnte ihr wirklich helfen. Radiologen machten Kernspinaufnahmen vom Kopf, ohne Ergebnis. Spezialisten stellten die Hirngefäße dar – sie fanden aber kein Aneurysma, eine gefährliche Ausbuchtung der Aderwand, oder andere Auffälligkeiten. Kardiologen führten ein Langzeit-EKG und eine Herzechografie durch – ohne Hinweise auf Herzrhythmusstörungen oder sonstige Probleme am Pumpmuskel.

Neurologen suchten mittels Computertomografie nach den Spuren eines Schlaganfalls und maßen die Hirnströme mit einem

Elektroenzephalogramm (EEG). Obwohl das EEG der Patientin zu wenig aussagekräftig war für eine Diagnose, attestierten sie ihr eine Sonderform der Epilepsie.

Diese Erkrankung entsteht durch elektrische Entladungen im Gehirn, rund 500 000 Menschen sind hierzulande betroffen. Sie haben Muskelzuckungen, Wahrnehmungs- und Bewusstseinsstörungen bis hin zur Ohnmacht – und oftmals, wie gesagt, beißen sie sich bei einem Anfall auf die Zunge. Die Neurologen verschrieben der Patientin vorbeugend ein Medikament gegen Epilepsie. Doch die Arznei wirkte nicht wie gewünscht – die Ohnmachtsanfälle traten wieder auf. Zusätzlich litt sie unter pulsierenden Kopfschmerzen und war ständig müde.

Im Sommer war plötzlich auch noch ihr linker Arm vom Ellenbogen abwärts gelähmt. Die verunsicherte Frau ging in die Rettungsstelle einer Berliner Klinik. Dort äußerten die Kollegen zum ersten Mal eine ganz andere Vermutung: Die Patientin könnte eine Migräne mit neurologischen Ausfällen haben. Mit diesem Verdacht kam die Frau in unser Schmerzzentrum.

Wir rollten die Krankengeschichte zusammen noch einmal auf. Dabei berichtete sie erstmals von Beschwerden, die bislang nirgends in ihrer Akte auftauchten – sie selbst hatte diesen Symptomen aus lauter Sorge um die Ohnmachten nicht so viel Bedeutung beigemessen: Vor einem Anfall flimmerte es ihr regelmäßig vor den Augen, und sie war extrem empfindlich gegenüber Licht und Geräuschen. Als ich diese Details hörte, war ich sicher: Sie hatte eine Migräne. Der Schwindel und das Augenflimmern kündigten den nächsten Migräneanfall an, wir Mediziner nennen diese Vorboten »Aura«.

Migräne ist eine der häufigsten Kopfschmerzformen. Betroffene beschreiben einen pochenden, einseitigen Schmerz. Hinzu kommen Blitze, die in das Gesichtsfeld einschießen, Übelkeit, Erbrechen, manchmal auch Zahnschmerzen. Die Migräne überfällt die Patienten anfallsartig. Bei etwa jedem Zehnten geht sie mit Störungen der Sinnesorgane, der Balance oder der Sprache einher. Es gibt verschiedene Auslöser: Stress, hormonelle Schwankungen, Schlafmangel, Rotwein oder Zusatzstoffe in der Nahrung.

Ich gab meiner Patientin ein Medikament mit, das sie nehmen sollte, wenn der nächste Anfall sich ankündigte. Schon beim ersten Versuch klappte es: Als das Flimmern vor den Augen und die Geräusch- und Lichtempfindlichkeit auftraten, schluckte die Frau das sogenannte Triptan – und die Ohnmacht und die anderen Beschwerden blieben aus. Mittlerweile nimmt sie seit einem Vierteljahr die Arznei, wenn die Migräne herannaht – und hatte nie wieder einen Anfall.

Der Fall zeigte mir einmal mehr, dass man in der Medizin manchmal den Wald vor lauter Bäumen nicht sieht. Je mehr Diagnostik gemacht wird, desto mehr Fragen tun sich auf. Dabei gab es von Anfang an klare Hinweise auf eine Migräne, die dann aber »verschüttgegangen« sind.

***Dr. Jan-Peter Jansen** ist Facharzt für Anästhesie und Intensivmedizin und Ärztlicher Leiter des SZB Schmerzzentrums Berlin.*

FLATTERN IN DER BRUST

Eine Frau spürt seit Jahren ein seltsames Stottern im Oberkörper. Hat sie psychische Probleme? Schließlich findet ein Spezialist die seltene Ursache.

Von Professor Dr. Hinrich Hamm
Aufgezeichnet von Nicole Simon

Vor ein paar Monaten erzählte mir eine Patientin von einer merkwürdigen Beobachtung: Es flatterte in ihrem Brustkorb. Immer wenn sie sich ins Bett legte und einschlafen wollte, begann ihr Atem merkwürdig zu stottern. Es fühlte sich ein wenig so an, als ob ein Kind in ihrem Brustkorb schluchzen würde.

Seit einigen Jahren begleitete die über sechzigjährige Frau dieses Gefühl nun schon. Es war nicht so, dass sie Schmerzen hatte, aber es störte sie. Sie lag dann im Bett und dachte darüber nach, was es sein könnte. Besonders merkwürdig war, dass sich das Flattern nur zeigte, wenn ihr Atem zur Ruhe kam. Im Alltag oder wenn sie sich anstrengte, trat es nicht auf.

Bei einer Spiegelung der Atemwege hatten Ärzte bemerkt, dass ihr rechter Hauptbronchus – ein großer Luftweg, der in die Lunge führt – manchmal zu vibrieren begann. Sie vermuteten, dass das Knorpelgewebe in dem Bronchus nicht mehr ganz stabil war. Andere Mediziner hatten auf psychosomatische Ursachen getippt – aber das konnte sich die Frau nicht vorstellen. So war sie zu mir in die Lungenpraxis gekommen.

Ehrlich gesagt, ich hatte auch zunächst keine Ahnung, was es sein könnte. Meine Patientin machte auf mich nicht den Eindruck, als könnte etwas Psychisches hinter ihren Beschwerden stecken. Und so sah ich mir das Diagramm des Lungenfunktionstests an, den meine Mitarbeiter zuvor gemacht hatten. Vor allem die große Schleife, die sich ergibt, wenn man tief ein- und komplett ausatmet, interessierte mich. Bei diversen Lungenkrankheiten verändert sich die Form der Kurve – die der Patientin aber sah vollkommen normal aus. Genauso unauffällig waren die Sauerstoffsättigung ihres Blutes und die Herzfunktion.

Als Nächstes hörte ich die Lungen ab, hielt den Kopf des Stethoskops an den Rücken, während sie tief ein- und ausatmete. Wieder nichts. Erst als ich sie bat, ganz ruhig zu atmen, bemerkte ich etwas: Tatsächlich, irgendetwas flatterte da. Es war vor allem auf der rechten Seite zu hören und am deutlichsten, wenn sie ausatmete.

Ich war fasziniert. So etwas hatte ich noch nie gehört. Noch einmal sah ich mir die Ergebnisse des Lungentests an. Dieses Mal schaute ich mir auch die kleine Kurve der Ruheatmung, die normalerweise weniger interessant ist, genauer an. Sie war gezackt, wie das Blatt einer Säge. Das Flattern, das ich gehört hatte, war das Pendant zu dieser Kurve. Mir kam eine Idee: Litt die Frau womöglich an einem Myoklonus des Zwerchfells? Damit sind schnelle, unwillkürliche Muskelzuckungen gemeint. Denn das Zwerchfell, das Bauch- und Brusthöhle voneinander trennt, gehört zu den wichtigsten Atemmuskeln des Körpers. Bekannt ist das seltene Syndrom auch als van Leeuwenhoek'sche Erkrankung. Der niederländische Naturforscher Anthonie van Leeuwenhoek, der 1632 geboren wurde, war selbst daran erkrankt – wenn auch deutlich schwerer. Er litt unter heftigen, schmerzhaften Krämpfen des Zwerchfells, die ihn anfallsartig überkamen und ihm immer wieder die Luft zum Atmen nahmen.

Wenn ich recht hätte, müsste man die Zuckungen im Ultraschall beobachten können. Als ich den Ultraschallkopf über den Oberbauch der Patientin schob, konnte ich tatsächlich dabei zusehen, wie der rechte Teil des Zwerchfells mit hoher Frequenz flatterte.

Das Vibrieren übertrug sich auch auf die Bronchien, deshalb hatten einige Ärzte an instabiles Knorpelgewebe im rechten Atemweg gedacht.

Wie das Syndrom entsteht, ist bis heute nicht geklärt. Man weiß, dass es nach einigen Krankheiten, schweren Infektionen oder Operationen auftreten kann. Auch manche Medikamente scheinen das Risiko zu erhöhen. Nichts davon traf auf meine Patientin zu.

Ich erklärte ihr, dass wir versuchen könnten, das Flattern mit krampflösenden Medikamenten zu dämpfen. Allerdings würden dabei möglicherweise Nebenwirkungen wie Müdigkeit, Darmprobleme oder Herzrhythmusstörungen auftreten. Die Frau lehnte ab. Ihr reichte es aus, endlich eine überzeugende Erklärung für ihre merkwürdigen Symptome gefunden zu haben. Und ich war froh, dass ich mir die Zeit genommen hatte, der Patientin in Ruhe zuzuhören und sie gründlich abzuhorchen. Denn auch im Zeitalter der Hightech-Medizin ist das Abhören mit dem Stethoskop eine der wichtigsten Grundlagen der ärztlichen Kunst – die aber leider oft vernachlässigt wird.

***Professor Dr. Hinrich Hamm** ist Internist, Pneumologe und Allergologe in der Lungenpraxis am Wördemannsweg in Hamburg.*

AUSSER PUSTE

Ein Mann bekommt ungewöhnlich leicht Luftnot – und leidet sehr. Schließlich findet ein Arzt heraus, was die Ursache ist: ein Kurzschluss im Körper.

Von Dr. Marc-Alexander Ohlow
Aufgezeichnet von Constanze Löffler

Vom Wartebereich unserer Ambulanz bis ins Arztzimmer sind es keine zehn Meter. Dennoch musste der Mann erst einmal verschnaufen, als er hereinkam. Seit einem halben Jahr bekomme er immer schlechter Luft, erzählte der Mittfünfziger, vor allem wenn er sich körperlich anstrenge. Sein Enkel beschwere sich schon, dass der Opa auf den 200 Metern von der Kita nach Hause so langsam sei.

Luftnot ist ein häufiges Symptom in Hausarztpraxen und Notaufnahmen, fast jeder vierte Patient klagt darüber. Bei diesem Mann war das Symptom nicht plötzlich aufgetreten, wie das beim Herzinfarkt oder einer Lungenembolie möglich ist. Auch eine Blutarmut oder psychische Probleme schloss ich aus, dafür waren die Beschwerden zu stark. Ich tippte auf ein chronisches Leiden von Herz oder Lunge.

Doch die Lungenfunktionsdiagnostik war unauffällig. Beim Ultraschall fiel auf, dass das Herz doppelt so groß war wie üblich. Das deutete darauf hin, dass es schon länger Mühe hatte, das Blut durch den Kreislauf zu pumpen – der Patient hatte eine Herzschwäche. Für die Überlastung gibt es verschiedene Gründe: verstopfte Herzkranzgefäße, die die Durchblutung des Pumpmuskels behindern, eine Entzündung desselben oder ein angeborener Herzfehler. Die Katheteruntersuchung zeigte, dass die Herzkranzgefäße in Ordnung waren. Aber uns fiel auf, dass die Sauerstoffkonzentration des Blutes vor dem Einfließen in den rechten Vorhof des Herzens ungewöhnlich hoch war.

Also maßen wir die Sauerstoffkonzentration an weiteren Stellen im Blutkreislauf. Auch in der großen Körpervene, die das Blut aus den Gefäßen der Beine und des Beckens zum Herzen zurückleitet, war der Wert erhöht. Statt bei den üblichen rund siebzig Prozent Sättigung lag der Wert bei neunzig Prozent – und damit nur wenig unterhalb des Normalwerts in arteriellen Gefäßen. Arterien transportieren sauerstoffreiches Blut von Herz und Lunge zu den Organen und Extremitäten, Venen befördern sauerstoffarmes Blut zurück zum Herzen, damit es erneut mit Sauerstoff aus der Lunge angereichert werden kann. Beide Kreisläufe sind eigentlich streng voneinander getrennt. Bei diesem Patienten musste es aber in der unteren Körperhälfte einen »Shunt« geben, einen Kurzschluss zwischen Arterien und Venen.

Um ihn aufzuspüren, führten wir eine Computertomografie von Bauch und Becken durch. Wir fanden den Kurzschluss zwischen der rechten Beckenarterie und der zugehörigen Vene, etwa zehn Zentimeter oberhalb der Leiste. Weil in der Arterie im Vergleich zur Vene ein etwa zehnfacher Druck herrschte, wurde an der Stelle ständig sauerstoffreiches Blut – das eigentlich die Beckenorgane und das rechte Bein versorgen sollte – in die Vene gepresst und zurück zum Herzen transportiert.

Um den Blutmangel in Becken und Bein auszugleichen, hatte das Herz seit Jahren die Leistung auf fast das Dreifache gesteigert. Dadurch waren die Herzhöhlen erweitert. Und noch ein Effekt hatte das Organ geschwächt: Normalerweise zirkulieren im Körper eines Mannes sechs Liter Blut, pro Minute pumpt das Herz das gesamte Volumen einmal durch den Organismus. Bei diesem Patienten aber nahm etwa die Hälfte des Blutes die Abkürzung, sodass das Herz etwa neun Liter pro Minute bewältigen musste. Die

Luftnot entstand also aufgrund der Herzschwäche und des damit verbundenen Flüssigkeitsrückstaus in der Lunge sowie der verminderten Leistungsfähigkeit des Mannes.

Shunt-Verbindungen zwischen Arterie und Vene können die Folge von Operationen sein. Sie treten auch nach Schussverletzungen oder Unfällen auf. Bei unserem Patienten war der Shunt wohl angeboren. Möglicherweise hatte jetzt ein beginnender Bluthochdruck dazu geführt, dass das Herz zunehmend überfordert war.

Mithilfe eines Katheters setzten wir in die Arterie ein Metallgeflecht ein und verschlossen das Leck. Schon bald litt der Patient deutlich seltener unter Atemnot. Ein gutes Jahr später waren die Herzhöhlen fast auf Normalgröße geschrumpft. Und auch der Enkel war zufrieden: Sein Opa wurde wieder so fit, dass er die Strecke von der Kita nach Hause mit ihm um die Wette laufen konnte.

***Dr. Marc-Alexander Ohlow** ist Oberarzt in der Kardiologie der Zentralklinik Bad Berka.*

TRÄNEN AUS DER PACKUNG

Wie aus dem Nichts bekommt eine Frau zweimal hintereinander Depressionen. Ein Arzt findet heraus, was ein Infekt damit zu tun hat.

Von Dr. Nico Niedermeier
Aufgezeichnet von Beate Wagner

Die Patientin war innerhalb von wenigen Jahren zweimal an einer mittelschweren Depression erkrankt und jeweils im Krankenhaus behandelt worden. Nun sollte sich eine ambulante Psychotherapie anschließen. Mit diesem Wunsch kam sie in meine Praxis. Glaubhaft versicherte sie mir, dass sie völlig gesund gewesen sei, bis plötzlich Ängstlichkeit, innere Unruhe, fehlender Appetit, Schlaf- und Konzentrationsstörungen aufgetreten seien. Sie habe sogar Suizidgedanken gehabt. Die eigentlich lebenslustige Frau hatte keine Erklärung für diese depressiven Phasen. Während der stationären Therapie hatte man sie mit einem modernen Antidepressivum behandelt.

Die Kollegen beider Kliniken hatten sich – für mich auffällig intensiv – auf die sehr emotionale, exzentrische Art der Patientin konzentriert. Tatsächlich zeigte die Frau eine sogenannte histrionische Persönlichkeit. So beschreibt man in der Psychotherapie Menschen, die ihre Gefühle selbst stark wahrnehmen, äußern oder auch schnell wechseln. Und die ein großes Bedürfnis nach Aufmerksamkeit haben und auf negative emotionale Situationen – wie etwa die Absage eines Freundes – oft frustriert reagieren.

Für die Kollegen sollte diese besondere Persönlichkeit, gepaart mit einem lange verdrängten Familienstreit, als Grund für die überraschenden Depressionen herhalten. Auf den ersten Blick schien das Erklärungsmodell plausibel. Doch etwas in mir wehrte sich: Ich konnte nicht verstehen, warum sich die Depression erst jetzt zeigen sollte. Seit Jahren hatte die Patientin sowohl ihre Persönlichkeit als auch die familiären Auseinandersetzungen gut bewältigt.

Nichts deutete darauf hin, dass diese Frau nicht mit ihrem Leben klarkam: Sie war seit Jahrzehnten glücklich verheiratet, erfolgreich in ihrem Beruf und sportlich aktiv. Ich konnte bei ihr keinen Beziehungsabbruch, keine Abhängigkeit, keine sonstige Problematik erkennen, die auf tiefere seelische Konflikte und damit auf eine Ursache für die depressiven Phasen hingedeutet hätte. Es gab nur diese zwei völlig aus dem Nichts aufgetretenen Depressionen.

Ich wollte den Fall besser verstehen – und rollte mit meiner Patientin zusammen ihre gesamte Krankengeschichte von der Jugend bis heute auf. Natürlich erhebt man als Arzt eine solche Anamnese bei jedem Patienten. Unsere Auflistung aber ging bis ins letzte Detail – und enthielt neben Krankheiten, Unfällen, Operationen, Krankenhausaufenthalten, Impfungen oder Vorerkrankungen in der Familie auch alle Medikamente, die sie je eingenommen hatte.

Bei der Medikamentenanamnese trat etwas Auffälliges zutage: Etwa drei Wochen vor den beiden depressiven Phasen hatte die Patientin Antibiotika aus der Gruppe der Fluorchinolone eingenommen. Beide Male hatte sie die Tabletten wegen eines Harnwegsinfektes bekommen. Für mich lag nun auf der Hand: Die akuten depressiven Symptome waren eine seltene Nebenwirkung des Antibiotikums.

Tatsächlich weiß man von mindestens vierzig bis fünfzig Arzneien, die als Auslöser von psychischen Erkrankungen gelten. Oft werden sie nicht oder sehr spät als solche erkannt. Neben Antibiotika zählen dazu Interferone zur Behandlung der Hepatitis C, das Antimalariamittel Mefloquin oder der Wirkstoff Isotretinoin zur Behandlung von schwerer Akne. Für die Antibiotika aus der Gruppe der Fluorchinolone sind mittlerweile zahlreiche Nebenwirkungen bekannt, die auch das Nervensystem betreffen können. Erst im Mai 2016 hat die amerikanische Arzneimittelbehörde FDA vor ihrem allzu leichtfertigen Einsatz gewarnt.

Für meine Patientin war die Diagnose eine gute Nachricht – denn sie war sehr verunsichert gewesen, ob sie wegen der beiden depressiven Krisen wirklich ihr gesamtes, als glücklich empfundenes Leben infrage stellen sollte. Für mich war der Fall eine Lehre. Auch wenn es aufgrund der besonderen Art der Patientin, gepaart mit einem ungelösten Konflikt, zunächst offensichtlich erschien, dass sich eine Depression entwickelt hatte, wurde letztendlich klar: Genau wie Schulmediziner den seelischen Teil des Menschen mitbedenken sollten, dürfen wir Psychotherapeuten nie den organischen vergessen.

***Dr. Nico Niedermeier** ist niedergelassener Facharzt für Psychotherapeutische Medizin und Verhaltenstherapie in München.*

VON DER HÜFTE ZUM HERZEN

Ein Mann ist erschöpft und schwitzt nachts stark. Hat er einen Tumor? Eine Ärztin findet heraus, was sein künstliches Gelenk damit zu tun hat.

Von Dr. Manju Guha
Aufgezeichnet von Constanze Löffler

Der Patient, den ich vor einigen Jahren in unserer Klinik kennenlernte, fühlte sich seit anderthalb Jahren zunehmend kaputt und müde. Es fiel ihm schwer, Treppen zu steigen. Bei der herbstlichen Grünkohlwanderung musste er mit dem Bus zum Ziel fahren. Vorher hatte der Siebzigjährige alle Besorgungen mit dem Fahrrad erledigt. Jetzt machte es ihm schon Mühe, aus dem Auto auszusteigen.

Sein Hausarzt hatte ihn wiederholt untersucht. Gelegentlich waren Entzündungswerte etwas erhöht gewesen, und der Mann litt unter einer leichten Blutarmut. Um einen Tumor im Magen-Darm-Trakt auszuschließen, hatte ein Gastroenterologe eine Magen- und Darmspiegelung durchgeführt. Sie war unauffällig gewesen. Ein Herzspezialist hatte den Mann abgehorcht und nichts Besonderes gefunden. Der Rentner war zum Zahnarzt gegangen. Schwächte ihn ein Entzündungsherd im Gebiss? Der Arzt hatte Zahnfleisch und Zähne gereinigt und ein paar Füllungen ersetzt. Danach war es dem Mann etwas besser gegangen. Doch bald war die Schwäche zurückgekehrt. Ein Neurologe hatte mit einer Magnetresonanztomographie (MRT) einen Schlaganfall ausgeschlossen. Und auch alle Tests während zweier Klinikaufenthalte waren ergebnislos geblieben.

Nun saß der erschöpfte Mann vor mir. Einer seiner Freunde,

ein pensionierter Herzchirurg, hatte ihn geschickt. Der Patient erzählte, dass er nachts bisweilen so stark schwitzte, dass er den Schlafanzug wechseln musste. Gründe hierfür konnten eine Krebserkrankung sein oder eine heftige Infektion. Ich machte einen Ultraschall des Herzens und fand eine verdächtige Struktur auf der Mitralklappe. Diese Herzklappe liegt zwischen linkem Vorhof und linker Herzkammer. Durch die Auflagerung schloss die Klappe nicht mehr richtig. Ich vermutete eine Endokarditis, eine Entzündung der Herzinnenhaut, und schickte den Patienten für ein Schluckecho zu Kollegen: Mittels einer Ultraschallsonde, die in die Speiseröhre hinter dem Herzen eingeführt wird, beurteilt der Arzt dessen Strukturen.

Die Kollegen bestätigten meinen Verdacht: An der Klappe hatten sich Keime angesammelt. Aus dem Blut des Mannes ließ sich zudem ein seltenes Bakterium anzüchten. Ich verordnete ein Antibiotikum, doch sobald der Patient es absetzte, ging es ihm wieder schlechter. Der Mann war in Gefahr, denn die Keime konnten in allen Organen Abszesse bilden. Würden Bakterienauflagerungen von der Herzklappe abreißen, könnten sie zudem ein Gefäß in Gehirn oder Lunge verstopfen und einen Schlaganfall oder eine Embolie auslösen. Die Klappe musste schnell ausgetauscht werden. Doch zuerst wollte ich herausfinden, woher die Bakterien stammten.

Ich befragte den Patienten ganz genau. Plötzlich dämmerte es ihm. Vor drei Jahren hatte er ein neues Hüftgelenk bekommen, an dem sich nach der OP Bakterien angesiedelt hatten. Trotz Spülungen und Antibiotika hatte sich die Infektion nicht gebessert. Die Orthopäden mussten das Gelenk austauschen. Danach hatte er keine Beschwerden mehr gehabt.

Ich besorgte mir die Unterlagen der Operation und veranlasste eine Ultraschall- und eine Kernspinuntersuchung des künstlichen Gelenks. Und tatsächlich: Auch die zweite, vermeintlich gesunde Hüftprothese zeigte eindeutige Zeichen einer Infektion. Das umliegende Gewebe erschien aufgelockert, und es hatte sich ein Abszess gebildet. Zudem waren die Keime aus der aktuellen Blutkultur identisch mit denen, die damals das erste Kunstgelenk infiziert hatten. Es gab nur einen Weg: Hüfte und Herzklappe mussten rasch erneuert werden. Zunächst bauten die Herzchirurgen dem Mann eine neue Mitralklappe ein. Sechs Wochen später entfernten die Orthopäden das infizierte Gelenk. Vier Wochen lang lag der Patient danach im Bett und bekam Antibiotika-Infusionen, um alle Bakterien aus dem Körper zu entfernen. Erst dann setzten die Ärzte ihm eine neue Kunsthüfte ein.

Kurz darauf nahm ich den Mann wieder in unserer Reha-Klinik auf. Nach sechs Wochen konnte er entlassen werden, am Rollator gehend. Heute ist er gesund und fährt wieder Fahrrad. Sobald der Verdacht auf eine bakterielle Infektion besteht, muss er Antibiotika einnehmen. Auch wenn medizinische Eingriffe bevorstehen – etwa an den Zähnen –, bei denen Keime ins Blut strömen könnten, schluckt er vorsorglich Antibiotika.

***Dr. Manju Guha** ist Kardiologin und Ärztliche Direktorin der Reha-Klinik am Sendesaal in Bremen.*

DAS ZARTE INNENLEBEN EINES LÄUFERS

Ein Mann kommt mit Schmerzen am Hals und geschwollener Zunge in die Ambulanz. Ist es eine Entzündung oder ein Tumor? Die Ärztin findet schließlich heraus, was das Ganze mit einem Sportereignis zu tun hat.

Von Dr. Anna Katharina Lettenbichler-Haug
Aufgezeichnet von Astrid Viciano

Dieses besondere Sommerwochenende werde ich nicht so schnell vergessen. Damals arbeitete ich in einer Hals-Nasen-Ohren-Klinik und hatte erst kurz zuvor dort begonnen. Ich hatte Dienst und war aufgeregt. Vormittags betrat ein Ehepaar mein Sprechzimmer in der Ambulanz. Sie betonten, dass ich dringend die Ursache der Beschwerden des Mannes finde müsse.

Der Mann berichtete mir, dass er vor Kurzem an einem Ausdauerlauf teilgenommen habe. Seit ein paar Tagen leide er nun an einem ziehenden Schmerz von der rechten Halsseite bis hin zum rechten Ohr. Und seit dem Vortag fühle sich seine Zunge geschwollen an. Tatsächlich fiel mir auf, dass seine Sprache etwas »kloßig« war und er sich ein wenig schwertat, deutlich zu artikulieren.

Ratlos begann ich mit der körperlichen Untersuchung, tastete unter anderem die Zunge und den Mundboden ab, konnte aber nichts Auffälliges entdecken. Die Zungenschwellung war nur gering ausgeprägt. Ich bat den Patienten, die Zunge herauszustrecken – überrascht stellte ich fest, dass sie stark nach rechts abwich. Was hatte das zu bedeuten? Ich ließ einen Ultraschall des Halses anfertigen, doch darin war nichts Besonderes zu sehen. Ich nahm Blut ab, aber es zeigte keine Hinweise auf eine Infektion.

Nun fühlte ich mich mächtig unter Druck: Die Symptome ergaben kein stimmiges Bild und das Wartezimmer füllte sich stetig mit neuen Patienten. Ich musste also schnell zu einer Lösung kommen und fragte einen Kollegen aus der Neurologie um Rat. Der schloss eine Nervenerkrankung aus und maß der Zungenabweichung keine große Bedeutung zu.

Daraufhin ließ ich ein Computertomogramm von Kopf und Hals anfertigen, ebenso wie ein Kernspintomogramm. Nach Sichtung des Computertomogramms vermutete der Radiologe einen Zungentumor, nach Auswertung des Kernspintomogramms legte er sich auf diese Diagnose fest. Doch ich zweifelte. Bei der Untersuchung der Zunge und des Mundbodens hatte ich keinerlei Veränderung ertasten können. Ich erklärte dem Patienten, dass er am Montag wiederkommen müsse, um die Beschwerden endgültig abklären zu lassen. Verärgert sagte er, dass er dann keine Zeit haben werde, und verließ die Ambulanz.

Am Montag nahm sich unser Kopf-Hals-Spezialist in der Radiologie die Aufnahmen noch mal vor. Ich hatte am Samstag die Blutgefäße mit Kontrastmittel darstellen lassen. Dass der Patient am Hals sehr dünne und stark verästelte Gefäße hatte, war bereits dem anderen Radiologen aufgefallen. Unser Spezialist jedoch entdeckte, dass die rechte innere Halsschlagader eingerissen war. Vermutlich hatte die starke körperliche Belastung beim Marathonlauf den Riss in der Arterie verursacht. Die auffällig schwachen Blutgefäßwände hatten den Mann dafür besonders anfällig gemacht. So waren die ziehenden Schmerzen im Halsbereich zu erklären. Der Zungennerv, der in der Nähe der Halsschlagader verläuft, war durch die Verletzung gequetscht worden. Das hatte zur einseitigen Zungenlähmung geführt.

Wir riefen den Mann an und sagten ihm, dass er schleunigst in unserer Klinik blutverdünnende Medikamente bekommen müsse. Denn an der Stelle, wo der Riss war, konnten sich Gerinnsel bilden, ins Gehirn gespült werden und einen Schlaganfall auslösen.

Am Abend kam der Patient in die Klinik. Er erhielt die nötigen Medikamente und Kortison-Infusionen, damit sich der Zungennerv rasch erholte. Nach wenigen Tagen waren die Schmerzen und die Zungenlähmung verschwunden.

Dr. Anna Katharina Lettenbichler-Haug *arbeitet als Ärztin an der Klinik für Hals-Nasen-Ohren-Heilkunde der Medizinischen Universität Innsbruck in Österreich.*

KEINE FRAGE DES ALTERS

Eine Frau fühlt sich schlapp und hat Sehprobleme. Tabletten nützen nichts. Schließlich findet sie selbst die richtige Spur, und ein Spezialist hilft.

Von Dr. Stephan Elleringmann
Aufgezeichnet von Anika Geisler

Matt betrat die 57-Jährige das Sprechzimmer. »Ich halte das nicht mehr aus«, sagte sie und erzählte mir ihre Geschichte: Seit etwa einem halben Jahr fühlte sie sich extrem müde und schlapp. Sie schaffte es kaum noch, die Treppen zu ihrer Wohnung hinaufzusteigen. Früher hatte sie es genossen, mit ihrem Hund rauszugehen und ihre Pferde zu versorgen – jetzt war all das nur noch anstrengend.

Dann bekam sie Sehstörungen: Seit der Kindheit trug sie eine Brille – doch damit sah sie auf einmal tagelang nicht mehr richtig. Der Augenarzt konnte nichts feststellen. Sie sagte, er habe sie wohl für eine Hypochonderin gehalten. Zudem hatte sie großen Durst, allein nachts trank sie eineinhalb Liter.

Als der Hausarzt ihre Blutwerte überprüfte, lag der Blutzucker bei 460 – normal sind 80 bis 160. Die Frau war zuckerkrank. Sie bekam die Diagnose: Diabetes Typ 2, umgangssprachlich auch »Altersdiabetes« genannt. Bei dieser Form der Krankheit ist die Wirkung des Hormons Insulin an den Körperzellen vermindert: Deshalb können die Zellen den Zucker aus dem Blut nicht mehr gut aufnehmen.

Die Beschwerden der Frau waren typisch: starker Durst, verminderte Leistungsfähigkeit, Sehprobleme. Der Fall schien gelöst zu sein – die Patientin bekam Tabletten gegen Diabetes Typ 2.

Nur – damit ging es ihr nicht besser. Die Symptome blieben, und bei den Kontrollen waren die Blutzuckerwerte nach wie vor zu hoch. Der Hausarzt riet ihr, mehr Sport zu treiben. Doch die normalgewichtige Patientin lief ohnehin jeden Tag mehrere Kilometer zu Fuß – schon der Tiere wegen. Sie stellte ihre Ernährung komplett um und verzichtete auf kohlenhydratreiche Kost: Zucker, Kartoffeln, Nudeln, Reis und Brot. Ihre Blutzuckerwerte wurden deutlich besser. Nach ein paar Wochen hatte sie zwar die ideale Mahlzeit gefunden, die ihre Zuckerwerte in Schach hielt: Sie aß nur noch Sauerkraut und Würstchen. Aber: Sie nahm zwanzig Kilo ab.

Im Internet las sie viel über die Zuckerkrankheit und lernte, dass es auch eine zweite Form gibt: Diabetes Typ 1, früher »jugendlicher Diabetes« genannt. Bei dieser Art der Krankheit zerstört die eigene Körperabwehr die Zellen in der Bauchspeicheldrüse, die Insulin produzieren. Die Betroffenen müssen Insulin spritzen. Könnte es sein, dass sie diese Form der Krankheit hatte und deswegen die Tabletten nicht anschlugen? Beim nächsten Arztbesuch sprach sie das Thema an, fand aber kein richtiges Gehör für ihr Anliegen. Der Doktor schien davon auszugehen, mit 57 Jahren habe sie keinen Diabetes Typ 1, erzählte sie mir. Also aß die Frau weiter Sauerkraut und schleppte sich durch den Tag. Schließlich bat sie den Arzt, doch noch einen bestimmten Antikörper-Bluttest zu machen, mit dem man Diabetes Typ 1 nachweisen kann. Die Tage vergingen, sie bekam keine Nachricht über das Ergebnis.

Sie suchte bei uns Rat. Das Wissen über die Zuckerkrankheit hat sich in den vergangenen Jahren enorm differenziert. Die alte Regel »Junge Zuckerkranke haben Diabetes Typ 1 und müssen Insulin spritzen, ältere haben Diabetes Typ 2 und brauchen Tabletten« gilt nicht mehr automatisch. In der Praxis behandeln mein Kollege Oliver Schubert und ich immer wieder ganz andere Fälle:

etwa den alten Herrn, der mit 86 erstmals Zuckerkrankheitssymptome bekam und der an einem Diabetes Typ 1 litt – jene Form, die früher »jugendlicher Diabetes« hieß. Umgekehrt behandeln wir übergewichtige Kinder, die Diabetes Typ 2 haben – ehemals »Altersdiabetes« genannt. Unsere jüngste Patientin mit dieser Diagnose war acht Jahre alt.

Ich fragte in der Hausarztpraxis nach, und als ich das Fax mit dem Testergebnis in den Händen hielt, war die Sache klar: Die Frau hatte einen Diabetes Typ 1 und brauchte schleunigst Insulin. Sie lernte, sich die Spritzen zu verabreichen. Beim nächsten Termin kam sie strahlend herein und sagte: Es geht mir besser, und ich habe lauter leckere Sachen gegessen. Dieser Fall hat mir wieder einmal gezeigt: Bei der Zuckerkrankheit ist das Alter des Patienten allein nicht ausschlaggebend für die exakte Diagnosefindung.

***Dr. Stephan Elleringmann** ist Internist und Diabetologe und arbeitet in der Diabetes-Praxis Buxtehude.*

RÄTSELHAFTE SCHEINHEILUNG

Nach dem Urlaub in Thailand bekommt ein Junge sehr hohes Fieber. Kein Test zeigt den Erreger, kein Antibiotikum hilft, die Ärzte befürchten das Schlimmste. Plötzlich geht es dem Patienten wie von selbst besser – doch der beratende Tropenmediziner ahnt, dass die Gefahr noch nicht gebannt ist.

Von Dr. Christian Keller
Aufgezeichnet von Astrid Viciano

Meine Fälle begutachtete ich zu der Zeit vor allem unter dem Mikroskop. Sie kamen von überall her: aus München oder Berlin, Kopenhagen oder Antwerpen. Dreißig- bis vierzigmal pro Woche klingelte bei uns im Hamburger Bernhard-Nocht-Institut für Tropenmedizin, an dem ich vor einigen Jahren als medizinischer Mikrobiologe arbeitete, das Telefon. Dann fragten Kollegen um Rat. Weil ihre Patienten ein ihnen unbekannter Erreger heimgesucht hatte. Weil keine der gewählten Therapien den Erkrankten Linderung brachte. Oft blieb uns Tropenmedizinern wenig Zeit. Denn wenn uns der Anruf der Kollegen erreichte, waren die Patienten meist schwer krank.

Wir fragten dann, in welches Land der Patient gereist war. Ob er dort von Insekten gestochen, von Zecken gebissen worden war. Ob er in Süßwasser gebadet oder sich unter einen Wasserfall begeben hatte. Was er im Reiseland gegessen hatte. Dennoch konnten wir uns nie sicher sein, dass wir den Erreger tatsächlich fanden. Bei jenem Patienten aus Süddeutschland sah es nicht danach aus.

Seit sieben Tagen lag der Fünfzehnjährige mit hohem Fieber, Nasenbluten und Anzeichen einer leichten Lungenentzündung in der dortigen Klinik. Drei Wochen zuvor war er mit seinen Eltern vom Urlaub auf der Insel Ko Samui in Thailand zurückgekehrt.

Die Ärzte testeten sein Blut auf eine Malaria-Erkrankung, auf Dengue-Fieber, sogar auf eine akute HIV-Infektion. Doch alle Ergebnisse fielen negativ aus. Die Mediziner verschrieben dem Jungen auf Verdacht immer wieder neue Antibiotika, die aber keine Wirkung zeigten. Das Fieber blieb weiter bei über vierzig Grad. Und die Ärzte begannen sich zu fragen, ob der Junge die Infektion überleben würde.

Um ihn gezielt behandeln zu können, mussten sie den Auslöser der Erkrankung kennen. Doch sind viele tropische Erreger noch weitgehend unerforscht. Wir wissen oft nicht, wie sie übertragen werden, wie sie sich vermehren, wie sie dem Immunsystem des Menschen entgehen. Oft muss ich für eine Diagnose sogar in aller Eile ein neues Testverfahren entwickeln, um das Virus oder das Bakterium aufzuspüren. Ein Spezialtest, um den uns die Kollegen aus Süddeutschland gebeten hatten, fiel negativ aus. Wir überlegten noch, was den Körper des Jungen befallen hatte, als uns die Nachricht erreichte, dass es ihm plötzlich besser ging.

Niemand konnte sich erklären, was geschehen war. Der Fall hatte sich scheinbar von selbst erledigt.

Doch in meinem Hinterkopf rumorte es weiter. Ich hatte das Gefühl, dass wir unsere Suche noch nicht abbrechen durften – und leierte einen weiteren Test an: Eine Kollegin trennte das Serum des Jungen aus der Blutprobe ab, verdünnte es und träufelte die Flüssigkeit auf infizierte Zellen aus unseren Beständen. Mit einem Farbstoff markierte Antikörper sollten zeigen, ob ich mit meinem Verdacht richtig lag.

Ich hatte das Serum nach Orientia tsutsugamushi durchsucht – einem Bakterium, das bei uns fast unbekannt ist. Innerhalb von 13 Jahren wurden davon in 25 nichttropischen Ländern insgesamt nur 16 Fälle gemeldet. In Asien allerdings erkranken daran rund eine Million Menschen pro Jahr. Viele von ihnen leiden zwei Wochen lang an hohem Fieber, zeigen Anzeichen einer Lungenentzündung – wie dieser Patient. Bis zu dreißig Prozent der Betroffenen sterben an der Infektion, den anderen geht es plötzlich besser – wie jenem Jungen. Das Zusammenspiel von Gefäßentzündung und Gerinnungsstörung kann – wie hier – zu heftigem Nasenbluten führen. Tatsächlich: Die Serumprobe des Patienten leuchtete unter dem Fluoreszenzmikroskop hellgrün auf. Endlich wussten wir, was ihn so gepeinigt hatte.

Auf Anfrage entdeckten die Kollegen in der Klinik an seinem rechten Knöchel dunklen Schorf. Dort hatte die winzige Milbe zugebissen, vermutlich als der Junge an einem Fluss der Insel unterwegs gewesen war. Dort war der Erreger in den Körper gelangt. Damit wussten wir auch, dass die Bakterien noch im Körper des Jungen schlummerten. Jederzeit konnten sie sein Herz oder Gehirn befallen. Nur eine gezielte Therapie mit dem Antibiotikum Doxycyclin konnte ihn heilen. Ich war sehr erleichtert. Hätte mich meine Intuition nicht in die richtige Bahn gelenkt, wäre der Patient vielleicht doch noch an seiner Infektion gestorben.

***Dr. Christian Keller** ist Oberarzt, Leiter der Virusdiagnostik und AG-Leiter am Institut für Virologie des Universitätsklinikums Marburg.*

MONAT FÜR MONAT

Eine Frau leidet an Hustenattacken und Bauchschmerzen. Schließlich entdeckt ein Arzt, dass die Beschwerden einen ganz eigenen Rhythmus haben.

Von Dr. Frank Schure
Aufgezeichnet von Constanze Löffler

Die Patientin kam das erste Mal vor einigen Jahren in meine Praxis. Die damalige Endvierzigerin erzählte mir, dass sie seit der Geburt ihres Kindes vor vielen Jahren immer wieder heftige Bauchschmerzen quälten. Diese schrieb sie den Folgen einer Sterilisation zu, bei der die Ärzte »wohl auch irgendwelches Gewebe« entfernt hatten.

Vor ein paar Jahren begann sie zudem unter Atembeschwerden mit Luftnot zu leiden. Ein Besuch in der Notaufnahme war ergebnislos geblieben – sie hatte Hustenmittel verschrieben bekommen und war wieder nach Hause geschickt worden. Etwas später hatte die Frau das erste Mal Hustenattacken erlebt, bei denen sie sogar gelegentlich Blut gespuckt hatte. Sie bekam große Angst vor einem Lungentumor, zumal sie auch rauchte. Doch das Röntgenbild und eine Spiegelung der Lunge waren unauffällig gewesen.

Zu mir kam sie, weil ihr aufgefallen war, dass die Bauchschmerzen und die Atemnot in einem speziellen Zeitraum besonders heftig auftraten: kurz vor Beginn und in den ersten Tagen der Regel. Ich untersuchte die Frau: Zunächst tastete ich die Gebärmutter und Umgebung einschließlich des Darmes ab. Das Gewebe erschien mir hart und knotig, möglicherweise war es durch wiederkehrende Entzündungen vernarbt. Im Ultraschall konnte ich nichts Auffälliges sehen. Mittlerweile hatte ich einen Verdacht: Ich tippte auf eine Endometriose. Dabei wächst Gebärmutterschleimhaut an Stellen im Körper, wo sie nicht hingehört – in und auf den Eierstöcken, auf der Außenseite der Gebärmutter, auf dem Darm und in seltenen Fällen in der Lunge.

Die Gebärmutterschleimhaut baut sich typischerweise während des Zyklus unter dem Einfluss weiblicher Hormone auf und wieder ab, ganz gleich, ob sie sich in der Gebärmutter oder an einem anderen Ort im Körper befindet. Spannt sich die Haut über den verirrten, blutgefüllten Bläschen, führt das zu starken Schmerzen. Mit Beginn der Regel bluten auch diese Zellnester ab. Im nächsten Monat geht alles wieder von vorn los. Erst mit den Wechseljahren ist die Qual vorbei: ohne Hormone keine Regel, ohne Regel keine Endometriose. Das Leiden ist eine der häufigsten gutartigen gynäkologischen Erkrankungen überhaupt: Bis zu zehn Prozent der fruchtbaren Frauen sind betroffen, meist haben sie wiederkehrende Bauchschmerzen. Bei vielen wird das Problem nicht erkannt, weil die Betroffenen fälschlicherweise annehmen, dass Schmerzen eben zur Regel dazugehören.

Ich vermutete, dass das Gewebe, das die Ärzte bei der Sterilisation entnommen hatten, eine Endometriose gewesen war – offenbar hatte niemand mit der Patientin darüber gesprochen. Alle folgenden Untersuchungen beim Gynäkologen waren unauffällig gewesen. Das ist nicht ungewöhnlich, denn häufig bleiben die Zellnester im Ultraschall unsichtbar, oder der ungeübte Untersucher erkennt sie nicht. Unabhängig von ihrer Größe können sie dennoch heftige Beschwerden auslösen. Einziges sicheres Diagnosemittel und Therapie zugleich ist eine Bauchspiegelung. Dabei führt der Arzt über drei kleine Schnitte Licht und Instrumente in den Bauchraum ein und verschmurgelt mittels Hitze das fehlplatzierte Gebärmuttergewebe. Danach sollte der Zyklus zudem mit Medikamenten unterdrückt werden, da die Schmerzen sonst häufig wiederkehren.

Ich erklärte der Patientin meinen Verdacht und verschrieb ihr eine Antibabypille, die sie die nächsten drei Monate einnehmen sollte. Das darin enthaltene Hormon Gestagen behindert den monatlichen Aufbau der Gebärmutterschleimhaut. Die Symptome an der Lunge hätte ich nicht anders behandeln können, sodass ich auf die OP verzichtete. Einige Wochen später saß eine glückliche Patientin vor mir, die nur noch gelegentlich ein Ziehen im Bauch spürte und weder Husten noch Luftnot hatte. Ich schlug ihr eine Hormonspirale vor. Auch diese entfaltet ihre Wirkung über ein Gestagen, das letztlich zum völligen Aussetzen der Regel führt. Seitdem ist die Frau beschwerdefrei. Die Geschichte ähnelte der einer anderen Patientin, die zyklisch aus dem Auge blutete und bei der wir dort Endometriose-Herde diagnostizierten. Beide Fälle zeigten mir, dass Gebärmutterschleimhaut sich wirklich überall im Körper festsetzen kann.

***Dr. Frank Schure** ist niedergelassener Gynäkologe in Hardheim im Odenwald.*

ZEITBOMBE IN DER BRUST

Die Hauptschlagader eines alten Arztes ist eingerissen, er will sich seinem Schicksal ergeben. Ein Chirurg guckt genau hin und rettet ihm das Leben.

Von Mirko Barone
Aufgezeichnet von Bernhard Albrecht

Ärzte sind schlechte Patienten. Wir glauben, wir wüssten alles besser. So auch jener Allgemeinarzt, den ich noch aus der Zeit kannte, als er uns regelmäßig Erkrankte überwies. Seine Anweisungen waren knapp: »Da kommt ein Patient mit Galle, den müssen Sie operieren.« Die Rollenverteilung war klar: ich Jungspund, er vierzig Jahre Erfahrung.

Mehr als ein Jahrzehnt war er bereits im Ruhestand und kam nun selbst wegen Atemnot. Er war überzeugt davon, an einer Herzrhythmusstörung zu leiden. Doch meine Kollegen diagnostizierten eine lebensbedrohliche Aussackung der Hauptschlagader, der Aorta, im Brustbereich. Sie verläuft dort im »Aortenbogen«, hier gehen Arterien ab, die Kopf und Arme mit Blut versorgen. Die Hauptschlagader hätte jederzeit platzen können. Für eine Operation an dieser Stelle müsste man das Herz stilllegen und eine Gefäßprothese einsetzen – ein großer Eingriff, den spezialisierte Zentren durchführen. Der Patient aber lehnte eine Verlegung ab und ließ sich aus der Klinik entlassen.

Nun, ein Jahr später, wurde der Mediziner vom Notarzt eingewiesen. Morgens hatte er akute Schmerzen im Rücken verspürt. Ihm war klar, dass das Symptom auf eine gerissene Hauptschlagader hinweisen könnte – was die Computertomografie (CT) bestätigte. Viele solche Patienten verbluten binnen weniger Minuten, bei ihm aber war die äußerste Hülle der Aorta intakt. Das Blut sickerte nur langsam ins Gewebe. So eine »gedeckte Aortenruptur« verläuft meist binnen eines Tages tödlich.

Am nächsten Morgen in der Röntgenbesprechung sagte der Radiologe: »Hier können wir die OP nicht machen, an die Uniklinik will er nicht.« Als ich die CT-Bilder sah, erhob ich Einspruch. Der Riss lag keineswegs dort, wo die lebenswichtigen Arterien abgehen, sondern knapp darunter. Das Problem war: Radiologen sprechen bei dieser anatomischen Lage von einem »Aortenbogen-Aneurysma«, weshalb ich bislang von einem großen Eingriff mit Stilllegung des Herzens ausgegangen war. Wir Gefäßchirurgen sprechen bei dieser Lokalisation von einem »Aneurysma der Brustschlagader« – das ist einfacher zu behandeln. Wir schieben mithilfe eines Katheters eine Gefäßprothese über die Leistenarterie nach oben. »Das ist gut operabel«, sagte ich. Stille. Alle hatten sich darauf geeinigt, dass man nichts mehr tun könne.

Nach der Besprechung ging ich zu dem alten Arzt, der in einem abgedunkelten Einzelzimmer auf seinen Tod wartete. Auf dem Weg las ich in der Akte Schlagworte vom letzten Aufenthalt: »Kein Hausarzt, Selbstbehandlung, wirkt uneinsichtig, verlässt das Krankenhaus gegen ärztlichen Rat«. Es würde schwer, ihn zu überzeugen. Im Zimmer erwartete mich ein Mann mit schlohweißem Haar. Er wirkte seelenruhig. »Wissen Sie, auch mein Vater starb daran. Dann ist es so. Mir schneidet keiner den Brustkorb auf.« Ich sagte: »Das ist auch nicht nötig.« Und klärte ihn über den minimalinvasiven Eingriff auf. »Aber«, schloss ich, »dafür sollten Sie an die Uniklinik.« Er blickte mich listig an: »Sie kommen doch von der Uniklinik. Das können Sie doch auch!« Ups, damit hatte ich nicht gerechnet. »Ja. Aber für solche Eingriffe ist die Uniklinik besser ausgestattet, die hat ein großes Lager mit Gefäßprothesen.« Er blieb beharrlich. Er werde sich von mir operieren lassen oder gar nicht. Wie früher also sollte es so laufen, wie er sich das vorstellte.

Puh! Ich wurde nervös. Der Chefarzt der Anästhesie zählte mir auf, welche OPs auf dem Plan stünden. Wo solle er diesen todgeweihten Patienten einschieben? »Hat er realistische Chancen?«, fragte er. Ungewiss! Auch weil Zeit verstreichen würde. Ich nahm am CT-Bild Maß und bestellte beim Hersteller eine Gefäßprothese. Fünf Stunden später lag der Patient auf dem OP-Tisch, nach einer Stunde war er gerettet.

Heute, einige Jahre später, lebt er immer noch. Welchem Zufall er das zu verdanken hat! Oft schaut niemand mehr auf Bilder, sobald eine Diagnose steht. Ein Jahr früher wäre der Irrtum wohl dem Chirurgen an der Uniklinik aufgefallen, man hätte die OP in Ruhe planen können. Der greise Arzt hat unnötigerweise sein Leben riskiert.

Mirko Barone *arbeitet als Leitender Oberarzt für Gefäßchirurgie im Krankenhaus Agatharied.*

IM FALSCHEN HALS

Kurz vor dem Urlaub verschluckt sich ein Junge – ein scheinbar harmloser Zwischenfall. Doch das Kind gerät Tage später in große Gefahr.

Von Professor Dr. Jürgen Ußmüller
Aufgezeichnet von Inga Olfen

Die Frau kam mit ihrem Sohn am Abend in die Universitäts-HNO-Poliklinik, an der ich damals tätig war. Der Junge, der im Kindergartenalter war, schien völlig gesund. Aber seine Mutter, eine sympathische, gebildete Frau, war sehr besorgt. Sie hatte den Eindruck, dass ihr Sohn sich beim Essen von Erdnüssen verschluckt und etwas »in den falschen Hals« bekommen haben könnte. Er hatte zwei-, dreimal gehustet, danach aber normal gegessen und getrunken und war auch sonst ohne Beschwerden. Trotzdem war ihr die Sache nicht geheuer.

Als sie den Jungen bei mir vorstellte, waren sein Befinden und seine Atmung normal. Bei einem solchen Verdacht ist allerdings eine Endoskopie in Vollnarkose dringend angeraten. Denn nur so kann sicher ausgeschlossen werden, dass etwas von dem vermeintlich verschluckten beziehungsweise eingeatmeten Fremdkörper in das Bronchialsystem gelangt ist. Vom zeitlichen Ablauf einer solchen Endoskopie hätte dies allerdings bedeutet, dass die mehrköpfige Familie ihre geplante Fernreise nicht hätte antreten können. Denn der stundenlange Flug ging am frühen Morgen. Eine Untersuchung in Vollnarkose und ein anschließendes überwachtes Aufwachen wären nicht möglich gewesen. Also unterschrieb die Frau, dass sie gegen unseren Rat und auf eigene Verantwortung auf die Untersuchung verzichte.

Medizinisch heikel, menschlich nachvollziehbar. Jeder weiß, was an einer solchen Urlaubsreise alles hängt. Und man muss auch sagen, dass wir in neunzig Prozent der Fälle bei Endoskopien nach einer Fremdkörperaspiration, also -Einatmung, nichts finden. Mutter und Sohn flogen also mit dem Rest der Familie in den Urlaub.

Fünf Tage später, wieder am späten Abend, standen die beiden erneut in unserer Notfallambulanz. Der Junge war sichtlich krank. Die Mutter berichtete, dass er sich von Tag zu Tag schlechter gefühlt habe. Er habe sich häufig geräuspert, ab und zu gehüstelt und etwas Luftnot gehabt. Dazu kamen immer wieder Fieberschübe. Also hatte sie ihn eingepackt und war zurück nach Deutschland geflogen. Ich führte sofort eine Tracheo-Bronchoskopie durch. Dabei ließen sich aus beiden Bronchialsystemen große Mengen eitriger Schleim sowie massenhaft kleine Erdnussfragmente absaugen. Was war passiert?

Der Junge hatte in der Tat einige zerkaute Erdnüsse eingeatmet. So etwas kommt vor, wenn man während des Essens plötzlich Luft holt. Bei Kindern passiert es immer wieder, dass sie sich verschlucken, wenn sie während des Kauens lachen und herumspringen. Bei Kleinkindern, deren Luftröhre noch einen sehr geringen Durchmesser hat, kann ein solches Sich-Verschlucken auch den totalen Verschluss der Luftröhre zur Folge haben, was zum Erstickungstod führen kann. Gerade Erdnüsse sind immer wieder gefährlich, weil sie etwa den gleichen Durchmesser wie die kleinkindliche Luftröhre und eine Form und Konsistenz haben, um leicht eingeatmet zu werden. Mein Patient war aber zum Glück schon etwas größer – und hatte die Nüsse zerkaut.

Durch das Husten versuchte der Körper, die Fremdkörper loszuwerden. Was meist nicht so einfach ist, weil das Ganze in der Regel schon zu weit verteilt ist. Die Lunge reagiert auf die Eindringlinge, indem sie Eiter produziert: Wir sprechen von einer

Aspirationspneumonie, einer Lungenentzündung durch Einatmen von Fremdmaterial. Die Erhöhung der Körpertemperatur ist eine Abwehrreaktion des Immunsystems.

Nachdem wir die Bronchien von Erdnussresten und Eiter befreit hatten, konnten wir der Mutter bestätigen, dass es richtig und wichtig gewesen sei, dass sie den Urlaub abgebrochen habe. Ansonsten hätte es für ihren Sohn lebensbedrohlich werden können. Die arme Frau brach daraufhin in Tränen aus. Sie war am Boden zerstört, dass sie für eine Reise das Leben ihres Sohnes aufs Spiel gesetzt hatte. Der Junge bekam noch ein paar Tage intravenös ein Antibiotikum, außerdem schleimlösende Medikamente. Er konnte gesund entlassen werden. An den Urlaubsort sind Mutter und Sohn aber nicht wieder zurückgeflogen.

***Professor Dr. Jürgen Ußmüller** ist Facharzt für Hals-Nasen-Ohren-Heilkunde am HNO-Zentrum Regensburg.*

LICHT IM DUNKELN

Ein Mann hat Bauchkrämpfe, seine Haut färbt sich gelb. Der Internist kann ihm eine große Operation ersparen – dank eines in Japan üblichen Geräts.

Von Professor Dr. Jürgen Pohl
Aufgezeichnet von Bernhard Albrecht

Bei einer Magenspiegelung sind die Japaner hart im Nehmen. In Deutschland werden Patienten dafür in Kurzzeitnarkose versetzt. Japaner durchstehen die Prozedur wach. Möglich ist dies, weil der Durchmesser des dort üblichen Untersuchungsschlauchs ultradünn ist und nicht durch den Mund, sondern durch die Nase vorgeschoben wird. So bleibt der Würgereiz aus.

Zum Glück haben auch wir so ein besonders dünnes Gastroskop. Bei einem Patienten konnten wir damit größeres Unheil verhindern. Der Mann im mittleren Alter litt seit Wochen unter krampfartigen Bauchschmerzen und Erbrechen, als er in unsere Rettungsstelle kam. Die Hausärztin hatte Medikamente gegen eine Magenschleimhautentzündung verschrieben, ohne Erfolg. Als dann der Stuhlgang hell wurde, die Augen und die Haut gelb, war der nächste Verdacht, dass Gallensteine den Gallengang verstopften. Wenn das passiert, staut sich hinter der Engstelle der Gallenfarbstoff Bilirubin und tritt schließlich ins Blut über – daher die Verfärbung.

Symptome und Laborwerte passten zu dem Verdacht, doch im Ultraschall war die Gallenblase, in der sich die Steine üblicherweise bilden, unauffällig. Allerdings war der Gallengang zur Leber hin geweitet. Wir hatten einen schlimmen Verdacht: Dieses Bild ist typisch für bösartige Gallengangstumoren, die den Weg zwischen Leber und Gallenblase verbauen.

Eine äußerst ungünstige Lage. Zwar können wir heute mit hochauflösenden Endoskopkameras, montiert an die Spitze eines Untersuchungsschlauchs, fast den ganzen Magen-Darm-Trakt auf den Bildschirm holen, nicht aber die schmalen Gallenwege. Man gelangt nur in den Zwölffingerdarm, kann dort die Öffnung des Gallengangs finden, das Wegesystem mit Kontrastmittel füllen und indirekt im Röntgenbild betrachten. Das ist so, als würde man durch die Tür in ein dunkles Zimmer tasten und versuchen zu erraten, was sich dort verbirgt.

In diesem Fall konnten wir trotz verschiedener Röntgenmethoden und Endoskopie mit Ultraschall nicht erkennen, was die Gallenwege verstopfte: eine Entzündung, ein Tumor? Das herauszufinden, ist aber für die Therapie und das Überleben entscheidend. Ich entdeckte, dass sich Gallensteine woanders stauten als erwartet: in der Leber, vor einer Engstelle am Beginn der Gallenwege. Unter Röntgensicht entnahmen wir dort Gewebe. Nach der mikroskopischen Untersuchung urteilte der Pathologe: dringender Verdacht auf Krebs.

Wir waren betroffen. Einzige Chance für eine Heilung wäre eine große Operation – falls der Krebs noch nicht gestreut hatte. Ich erklärte dem Patienten meine Vermutung und bereitete ihn auf die mögliche OP vor. Er reagierte sachlich: »Wie aufwendig ist das, und wie wahrscheinlich ist es, dass ich die OP überlebe?« Es ist ein großer Eingriff mit gewissen Risiken, neben den Gallenwegen würde man einen Teil der Leber, der Bauchspeicheldrüse und darumliegende Gewebe entfernen müssen. »Sie werden länger brauchen, um sich zu erholen«, sagte ich.

Ungeachtet des Gewebebefunds passte der Zustand des Patienten nicht zur Krebsdiagnose: Er war abgesehen von der Gelbfärbung ein fitter Mann ohne die verdächtigen Merkmale, die Tumorkranke oft zeigen. Wir wollten keine Möglichkeit auslassen, ihm vielleicht doch die OP zu ersparen. Da kam mir das ultradünne

Gastroskop der Japaner in den Sinn. Ich hatte es schon öfter zweckentfremdet und fasste einen neuen Plan: Ich würde es über die Gallenwege in die Leber manövrieren und den sonst nicht einsehbaren Bereich direkt mit hochauflösenden Kameras anschauen.

Das war entscheidend! Das Gewebe an der Engstelle ähnelte nicht im Entferntesten einem Tumor. Ich entnahm eine Probe aus den tieferen Schichten. Die reichte dem Pathologen, um den Verdacht auf Krebs zu entkräften. Der Patient hatte nur eine Entzündung und – vermutlich infolgedessen – jede Menge Gallensteine, die man aufgrund ihrer Lage mit der vorausgegangenen Ultraschalluntersuchung nicht hatte sehen können. In mehreren Sitzungen konnten wir nun die Engstelle aufdehnen und die Gallensteine mit einer Sonde zertrümmern, die Stoßwellen erzeugt.

So ist der Mann heute geheilt, und ihm wurde eine große Operation erspart – dank des Umstands, dass er an eine Klinik gelangt war, wo die entscheidenden Geräte und die Expertise vorhanden waren. Ein Rätsel aber bleibt: Bis heute kennen wir die Ursache seiner Entzündung nicht.

***Professor Dr. Jürgen Pohl** ist Chefarzt der Gastroenterologie in der Asklepios Klinik Altona in Hamburg.*

AUS DEM TAKT GERATEN

Eine Frau leidet an Schwindel und wird häufig ohnmächtig. Schließlich findet der Arzt im Herzen ein Gebilde, das eigentlich woanders hingehört.

Von Professor Dr. Christian Butter
Aufgezeichnet von Constanze Löffler

Meine Kollegen aus der Inneren Abteilung unserer Klinik überwiesen vor einigen Jahren eine 67-jährige Patientin zu mir auf die Station für Herzerkrankungen. Besorgt erzählte die alte Dame von ihrem Schwindel, der sie seit einem halben Jahr plagte. Seitdem sei sie auch mehrfach ohnmächtig geworden, und das Herz stolpere gelegentlich.

Die Hausärztin hatte bereits einige Untersuchungen veranlasst: Die Röntgenaufnahme zeigte ein unauffälliges Herz; ein Herzultraschall war durchgeführt worden, aber mir lag das Ergebnis nicht vor. Also checkten wir die Patientin noch einmal durch. Die körperliche Untersuchung und das Langzeit-EKG waren unauffällig. Auf dem Monitor tauchten die Herzrhythmusprobleme ab und an auf, verschwanden aber schnell wieder. Der Blutdruck war leicht erhöht – trotz blutdrucksenkender Medikamente. Ein paarmal allerdings rauschte er plötzlich auf niedrige Werte ab.

Beim Ultraschall des Herzens zeigte sich zunächst nichts Besonderes. Das Organ war normal groß und schlug regelmäßig. Dann aber machte ich einen überraschenden Fund: Im rechten Vorhof hing eine pflaumengroße Struktur. Durch die Bewegungen des Herzschlags schwang sie hin und her und behinderte manchmal den Blutfluss zwischen rechtem Vorhof und Kammer.

Dieses Gewebe gehörte da nicht hin. Aber was war es? Ein gutartiges Gewächs, ein bösartiger Tumor? Ich war unschlüssig. Herztumoren sind extrem selten und fast immer harmlos. Trotzdem konnte ich eine bösartige Geschwulst nicht vollständig ausschließen. Um die Sache zu ergründen, gab es zwei Möglichkeiten: Ich konnte die Frau zum Herzchirurgen überweisen. Er würde den Brustkorb aufschneiden, die Herzfunktion unterbrechen und den Tumor herausholen. Aber war ein solch großer Eingriff angemessen? Ich entschied mich für die weniger aufwendige Variante: eine Untersuchung mit dem Herzkatheter.

Ich schob unter Röntgenkontrolle einen dünnen Kunststoffschlauch von der Leiste über die untere Hohlvene bis in den rechten Vorhof. Dort hatte ich ein Problem: Die pflaumengroße Struktur war wie Gummi, ich bekam sie mit der kleinen Zange, die ich durch den Katheter geschoben hatte, einfach nicht zu fassen. Endlich gelang es mir, das Gewächs gegen die Herzwand zu drücken und einige Stückchen abzuzwacken. Meine Neugier war groß, sodass ich das Döschen mit den Biopsie-Krümeln selbst zur Gewebeuntersuchung brachte.

Die Diagnose war so überraschend wie ungewöhnlich: Ich hatte im Herzen Schilddrüsengewebe gefunden. Es produzierte sogar Hormone, wie später eine spezielle Untersuchung mit radioaktiv markierten Stoffen zeigte. Schilddrüsenhormone wirken auch auf das Herz und den Kreislauf: Sie erhöhen die Herzfrequenz und den Blutdruck und können zu Rhythmusstörungen führen. Damit erklärten sich die Symptome der Patientin.

Schilddrüsengewebe am Herzen – der Literatur zufolge tritt das äußerst selten auf. Ich fand damals eine Studie, die von weltweit zwanzig Fällen in den vergangenen fünfzig Jahren ausging. Häufiger als am Herzen finden sich versprengte Schilddrüsengewebeschnipsel im Kiefer, in Zungennähe oder am Kehlkopfknochen. Diese ungewöhnlichen Lagen sind entwicklungsgeschichtlich bedingt: Wenn ein Kind im Mutterleib heranwächst, wandert die Schilddrüse vom Schlund entlang des Halses an ihren Platz in der Nähe des Kehlkopfs. Wird dieser Prozess gestört, kann das Gewebe an eine andere Stelle im Körper versprengt werden.

Offenbar war das deplatzierte Schilddrüsengewebe meiner Patientin im Laufe ihres Lebens langsam gewachsen und hatte schließlich die Größe und Stoffwechselaktivität erreicht, die das Herz nicht mehr tolerierte. Beim Hin- und Herpendeln berührte die Struktur permanent die Herzwand – das reizte den Pumpmuskel und begünstigte die Rhythmusstörungen und Ohnmachten.

Mit den Hormonspezialisten besprach ich die weitere Behandlung. Die Patientin erhielt mehrfach eine Radiojodtherapie, bei der das Gewächs mit radioaktiver Strahlung zerstört wurde. Es schrumpfte auf weniger als die Hälfte und hörte auf, hin- und herzuschwingen. Die Beschwerden verschwanden. Seither sehen wir die Patientin regelmäßig: Es geht ihr gut.

Professor Dr. Christian Butter *ist Chefarzt der Kardiologie am Immanuel Klinikum Bernau Herzzentrum Brandenburg.*

ÜBERRASCHENDES WIMMELBILD

Ein Mann hört plötzlich schlecht, aus beiden Ohren kommt Flüssigkeit. Beim Blick durchs Mikroskop traut der HNO-Spezialist seinen Augen nicht.

Von Dr. Magnus Teschner
Aufgezeichnet von Nicole Heißmann

Der Mann, Ende dreißig, wirkte erstaunlich gelassen – immerhin lief seit acht Wochen eitrige Flüssigkeit aus seinen Ohren, vor allem rechts. Außerdem klagte er über Hörprobleme. Aber Kummer mit den Ohren war er anscheinend gewohnt: Als er sich im Herbst bei einem Kollegen in unserer HNO-Klinik vorstellte, fragte er gleich, ob er wieder operiert werden müsse. Jahre zuvor hatte er auf beiden Seiten eine Mastoidektomie gehabt, einen Eingriff, bei dem ein Teil des sogenannten Warzenfortsatzes entfernt wird. Dieser Knochen hinter der Ohrmuschel ist ähnlich löchrig wie Luftschokolade. In den Hohlräumen setzen sich manchmal Bakterien fest und verursachen eine Entzündung, die anfangs mit Antibiotika behandelt wird. Schlagen die nicht an, muss der entzündete Knochenteil entfernt werden. Der Patient dachte, es sei mal wieder so weit.

Beim Blick in die Ohren fiel meinem Kollegen auf, dass der Patient nicht nur feuchte Gehörgänge hatte, sondern auch noch »Paukenröhrchen« im Trommelfell. Vermutlich waren die bei einer früheren Mittelohrentzündung eingesetzt worden, um das Ohr zu belüften und gestautes Sekret abfließen zu lassen. Der Mann war offensichtlich leidgeprüft. Mein Kollege vermutete eine erneute bakterielle Entzündung und verschrieb Antibiotika-Ohrentropfen. Ein Wattestäbchenabstrich wurde ins Labor geschickt, um die Erreger zu bestimmen.

Vier Wochen später stellte sich der Mann bei mir vor. Die Tropfen hatten nicht angeschlagen, Ohrenlaufen und Schwerhörigkeit hielten an. Gleichzeitig hatten wir in seinem Abstrich nur harmlose Mikroben der menschlichen Hautflora gefunden. Keine aggressiven Keime. Woher kamen dann die Ohrprobleme?

Vielleicht litt er an einem Cholesteatom, einer sogenannten Perlgeschwulst im Mittelohr. Sie kann unter anderem entstehen, wenn im Ohr dauerhaft Unterdruck herrscht, etwa weil durch Erkältungen der Druckausgleich zwischen Ohr und Nase chronisch behindert ist. Dann stülpen sich kleine Taschen im Trommelfell nach innen, und Hornhautzellen und Bakterien vermehren sich darin. Schlimmstenfalls greift von dort eine Entzündung auf die Ohrknöchelchen Hammer, Amboss und Steigbügel oder den Warzenfortsatz über.

Ich setzte einen kleinen Trichter in den Gehörgang und machte eine Ohrmikroskopie. Als ich auf 25-fache Vergrößerung stellte, bemerkte ich, dass sich im Gehörgang etwas bewegte! Genau gesagt bewegte es sich überall: ein Wimmeln kleiner weißlicher Wesen, die aussahen wie, nun ja, Ohrwürmer. So etwas hatte ich noch nie gesehen, weder in einem Ohr noch in der Fachliteratur. Weil sie nur etwa einen Millimeter lang waren, dachte ich an Nematoden, winzige Fadenwürmer, die alle möglichen Körperteile befallen können.

Der Patient guckte etwas ungläubig, behielt aber die Fassung, als ich ihm von den Untermietern erzählte. Er fragte halb im Scherz, ob er ein Video von den Würmern haben könnte, das würde ihm ja sonst keiner glauben. Ich spülte seine Ohren mit Salzlösung und schickte die Flüssigkeit ins benachbarte Institut für Mikrobiologie, zusammen mit Blut- und Stuhlproben. Da es keine Therapieempfehlung für Würmer im Ohr gibt, versuchten wir, die Tiere mit alkoholhaltigen Tropfen abzutöten.

Ich zog den Leiter unserer Mikrobiologie hinzu, der uns riet, den Mann auch nach Fernreisen und Haustieren zu fragen. Der

Patient war in den vergangenen Jahren nicht im Ausland gewesen, hatte aber einen Hund und eine Katze, die vom Tierarzt untersucht wurden. Sie waren wurmfrei, ebenso eine Stuhlprobe des Patienten. In seinem Blut hingegen fanden sich Antikörper gegen Nematoden-Larven sowie DNA der Wurmgattung Rhabditis, die die Ohren von Rindern befallen kann.

Zwei Wochen später blickte ich dem Mann wieder ins Ohr: Es war kein Wurm mehr zu sehen. Für uns bleibt rätselhaft, wie er sich infiziert hat. Vielleicht bei seiner Arbeit als Lkw-Fahrer in einem Entsorgungsbetrieb, wo er auch mit Kompost in Kontakt kam. Wir sind wohl die Ersten, die so eine Infektion beim Menschen beschrieben haben. Ich habe meinen Patienten schon vorher gründlich in die Ohren geschaut. Aber auch wenn ich weiß, dass 99,9 Prozent eine normale Entzündung mit Viren oder Bakterien haben, gucke ich jetzt immer besonders genau, ob sich nicht doch was bewegt.

***Dr. Magnus Teschner** ist Leitender Oberarzt an der Hals-Nasen-Ohren-Klinik der Medizinischen Hochschule Hannover.*

NICHTS MEHR IM GRIFF

Die Hand eines Mannes schläft oft ein, ein Finger schmerzt extrem. Ein Chirurg erkennt, dass etwas anderes dahintersteckt, als er anfangs vermutete.

Von Dr. Wulf-Peter Groß
Aufgezeichnet von Bernhard Albrecht

Wenn Krankheitssymptome durch zwei verschiedene Ursachen erklärbar sind und beide tatsächlich vorliegen, sagen Ärzte dazu: »Läuse und Flöhe haben«. Denn sowohl Kleiderläuse als auch Flöhe verursachen Jucken und Quaddeln. Wenn ein Mensch beide Parasiten hat, übersieht man leicht einen, weil man glaubt, die Ursache bereits gefunden zu haben. Auch geübte Diagnostiker tappen bei solchen Fällen oft lange im Dunkeln.

So ging es mir vor wenigen Jahren mit einem Patienten. Der Ingenieur beschrieb mir einen stechenden Schmerz in der rechten Mittelfingerkuppe, der wie ein Stromschlag in den Körper fuhr und bis zum Ellenbogen ausstrahlte. Die Beschwerden plagten ihn seit zehn Jahren. Sein Hausarzt, mehrere Orthopäden und Neurologen hätten keinen Rat gewusst, alle Untersuchungen unauffällige Befunde ergeben.

Viele Situationen wurden ihm zur Qual: auf einer Computertastatur tippen, die Autotür öffnen, die Kaffeetasse greifen – und sogleich vor Schreck fallen lassen. Manchmal werde der Finger auch taub. »Nur der Mittelfinger?«, fragte ich. »Hin und wieder schläft sogar die ganze Hand ein, zum Beispiel beim Fahrradfahren«, sagte er.

Ich hatte einen Verdacht: Der Mann könnte eine typische Erkrankung des mittleren Lebensalters haben. An der Handwurzel treten die Nerven durch einen Kanal aus Knochen und Bändern, den »Karpaltunnel«. Dieser kann sich im Laufe des Lebens verengen, bedingt durch hormonelle Störungen, Entzündungen oder auch ohne erkennbare Ursache. Es resultiert das »Karpaltunnelsyndrom«, das mit Missempfindungen in einzelnen Fingern beginnt und bis zu Lähmungen fortschreiten kann. Typischerweise triggern Greif- und Faustschlussbewegungen – etwa Heckenschneiden oder Radfahren – die Beschwerden.

Um Klarheit zu bekommen, legte ich elektrischen Strom an die Nervenbahn und maß die Zeit, die verstrich, bis der Daumen zuckte: 4,2 Millisekunden. Deutlich langsamer als der Normwert, der Nerv hatte also einen leichten Druckschaden davongetragen. Kein Problem, die Diagnose »Karpaltunnelsyndrom« war nun gesichert. Ich verordnete dem Mann eine Schiene, die die Hand in Mittelstellung hält und die er nachts anlegen sollte. Die Schiene kann die Symptome dauerhaft lindern.

Nicht jedoch bei meinem Patienten. Seine Beschwerden blieben. Also doch eine Operation: Ein kleiner Hautschnitt, dann lag das Band am Handgelenk frei, das sich über den eingezwängten Nerv spannte. Ich spaltete es, nun hatte der Nerv mehr Raum. Einen Monat später berichtete mein Patient erfreut, dass die Hand nicht mehr einschlafe, er könne auch wieder Fahrrad fahren. Aber: Die Schmerzen in der rechten Mittelfingerkuppe plagten ihn immer noch. »Abwarten«, sagte ich. »Es kann sein, dass der Nerv sich noch ganz erholt.« Er solle in einem halben Jahr wiederkommen.

Mein Patient ließ ein volles Jahr verstreichen, bis er wieder auftauchte – mit unveränderten Beschwerden. Okay, nun musste ich mir die Fingerkuppe genau anschauen. Ich schickte ihn für eine Kernspintomografie zum Radiologen. Der Befund: eine »rundliche Weichgewebsformation«, also eine Gewebewucherung ohne nähere Spezifizierung. Eine weitere OP wurde nötig.

Unter der Lupenbrille ritzte ich die Haut der Fingerkuppe auf und drang mit dem Skalpell vorsichtig tiefer, bis sich ein dunkelblauviolettes Gewebe zeigte: die Wucherung. Ich versuchte, alles davon auszuräumen, und schickte eine Probe zur Gewebeuntersuchung. Die ergab eine gutartige Geschwulst der Lymphgefäße, ein Lymphangiom. Es handelt sich um eine angeborene Erkrankung, die meist im Gesicht, am Rumpf, an den Armen oder Beinen lokalisiert ist – an Fingern tritt sie extrem selten auf. Lymphangiome wachsen normalerweise fortwährend weiter und können Menschen entstellen – auch das war nicht der Fall bei dem Mann. Insofern bleibt seine Erkrankung rätselhaft. Am wichtigsten aber war: Der Schmerz im Mittelfinger war weg.

Ich war erleichtert, dass ich den Patienten bei mir halten konnte und die Strategie »Verlaufsbeobachtung« aufgegangen war. Vielleicht hätte ich früher aufmerksam werden sollen, als nach der ersten Operation Symptome zurückgeblieben waren. Irgendwie hatten diese auch zum Karpaltunnelsyndrom gepasst. Läuse und Flöhe eben.

***Dr. Wulf-Peter Groß** führt als Neurochirurg eine Praxis in Bamberg.*

OHNMACHT, IMMER UM VIER

Ein Pförtner wird regelmäßig bewusstlos. Simuliert er? Ein Internist entdeckt die wahre Ursache und weiß auf einfache Art zu helfen.

Von Dr. Helmut Lütge
Aufgezeichnet von Constanze Löffler

Als junger Internist arbeitete ich in einer Klinik in Hannover, das war vor etwa vierzig Jahren. Wir bekamen immer wieder von der Berufsgenossenschaft, also der gesetzlichen Unfallversicherung, Patienten zur Begutachtung geschickt. Dabei ging es um Arbeitsunfälle oder Berufskrankheiten und die Frage: Konnte der Betroffene weiter seinen Beruf ausüben, oder aber war er überhaupt noch arbeitsfähig?

So lernte ich einen Bauarbeiter kennen, der sich einige Jahre zuvor bei einem Sturz vom Gerüst schwer verletzt hatte. Unter den Folgen litt der Fünfzigjährige noch immer: Schief zusammengewachsene Rippen erschwerten das Atmen. Die Milz war beim Sturz gerissen und musste entfernt werden. Auch die Darmwände waren beim Unfall an mehreren Stellen schwer geschädigt worden. In einer Not-OP hatten die Chirurgen den Darm wieder zusammengeflickt – seitdem hatte der Patient häufiger Bauchweh und gelegentlich Durchfall.

Nun sollten wir ein aktuelles Problem abklären: Der Mann hatte einen neuen Job als Pförtner, dorthin war er als Schwerbeschädigter versetzt worden. Ein- bis zweimal pro Woche brach er ohnmächtig in der Pförtnerloge zusammen. Bislang hatte kein Mediziner die Ursache finden können. Manche sahen ihn als »Rentenjäger« – als einen Simulanten, der nicht mehr arbeiten wollte.

Eine vorübergehende Bewusstlosigkeit kann verschiedene Gründe haben. Häufig spielt das vegetative Nervensystem eine Rolle: Durch Reize wie Kälte, Stress oder Schmerz kann der Blutdruck in Sekunden auf extrem niedrige Werte fallen, das Gehirn bekommt nicht genug Sauerstoff, der Betroffene kippt um. Ein gefährlicherer Auslöser von Bewusstlosigkeit sind Herzrhythmusstörungen. Aber das Herz des Mannes war gesund und kräftig. Mein Ehrgeiz war geweckt. Ich konnte mir nicht vorstellen, dass der Mann die Ohnmachten vorgaukelte, dafür erschien er mir zu handfest. Hing vielleicht die frühere Bauchverletzung mit den wiederkehrenden Bewusstlosigkeiten zusammen? Als ich mich mit ihm unterhielt, fiel mir etwas Besonderes in seinen Erzählungen auf: Er kippte immer am Nachmittag gegen 16 Uhr um.

Zahlreiche Vorgutachten hatten beschrieben, dass die »Magen-Darm-Passage« des Mannes, eine Untersuchung des Verdauungstrakts mit Kontrastmittel, »wild« ausgesehen habe. Der Grund: Bei der Not-OP hatten die Chirurgen mehrere Teile des Darms entfernen und die jeweils verbliebenen Enden miteinander vernähen müssen. Ich überlegte: Könnte der Mann ein »Dumping-Syndrom« haben? Bei dieser Erkrankung entleert sich der Mageninhalt blitzschnell in den Dünndarm, anstatt wie normalerweise langsam weitergeleitet zu werden. Der Körper resorbiert rasch große Mengen Kohlenhydrate, der Blutzucker steigt. Die Bauchspeicheldrüse schüttet daraufhin reichlich Insulin aus, sodass der Blutzucker wieder schlagartig sinkt. Die Patienten zeigen dann die typischen Symptome einer Unterzuckerung: Schwitzen, Händezittern und Bewusstlosigkeit. Das Syndrom war in jener Zeit relativ häufig. Betroffen waren vor allem Patienten, denen der Magen wegen wiederholter Magengeschwüre teilweise entfernt worden war – die damals gängige Therapie.

Aber: Mein Patient hatte seinen Magen noch. Seitdem er bei uns war, war er nicht mehr bewusstlos geworden. Das konnte an der Schonkost liegen. Ich ließ ihm eine üppige Mahlzeit bringen, vergleichbar mit seiner Kantinenkost. Danach maßen wir alle dreißig Minuten den Blutzucker. Nach vier Stunden war es so weit: Der Wert stürzte dramatisch ab. Normal sind etwa 120, bei 40 brach ich den Versuch ab. Denn eine Unterzuckerung ist nicht nur unangenehm, sondern auch gefährlich und kann tödlich enden. Der Patient litt unter einem Dumping-Syndrom – offenbar, weil ihm Teile des Dünndarms fehlten.

Die Behandlung war einfach: Von nun an vermied er große Mahlzeiten und aß stattdessen häufiger mal eine Kleinigkeit zwischendurch. Für den Notfall hatte er Traubenzucker dabei. Heutzutage leiden vor allem Patienten unter dem Dumping-Syndrom, die sich wegen ihres starken Übergewichts den Magen haben verkleinern lassen.

Dr. Helmut Lütge *arbeitete bis vor einigen Jahren in seiner internistischen Hausarztpraxis im niedersächsischen Marklohe.*

GEFÄHRLICHER ENGPASS

Eine Frau hat Schmerzen im Kreuz, läuft unsicher und verletzt sich immer häufiger bei Stürzen. Ein Arzt stellt fest, was seit Jahren versäumt wurde.

Von Professor Dr. Jörg Ohnsorge
Aufgezeichnet von Nicole Simon

Die meisten Ärzte wollen nur das Beste für ihre Patienten. Trotzdem entscheiden sie sich nicht immer richtig, wie dieser Fall zeigt. Vor einigen Jahren kam eine Frau mit starken Rückenschmerzen in meine Praxis. Die 65-Jährige erzählte mir ihre Leidensgeschichte: Seit Jahren litt sie an bohrenden Schmerzen in Kreuz und Gesäß. Ein Orthopäde hatte sie vor längerer Zeit geröntgt, Kernspinaufnahmen gemacht und schließlich von Verschleiß gesprochen. Seitdem hatte sie Krankengymnastik, Massagen und Schmerzmittel bekommen. Wirklich geholfen hatte all das nicht. Dann begann die Zeit der Stürze. Auf der Feier zu ihrem Hochzeitstag vor zwei Jahren versuchte sie trotz Schmerzen zu tanzen, stolperte über eine Kante im Boden und brach sich das Handgelenk.

Ein Jahr später war sie wieder in der Notaufnahme – mit einem Oberschenkelhalsbruch. Sie war beim Spaziergang auf eine Bordsteinkante gefallen. Da sie sich nicht an das Geschehene erinnern konnte, vermuteten die Ärzte, dass sie aufgrund eines Schlaganfalls oder einer kurzzeitigen Durchblutungsstörung das Bewusstsein verloren hatte. Doch weder Gehirn noch Gefäße zeigten Auffälligkeiten. Die Frau bekam eine Hüftgelenkprothese.

Ein paar Monate später passierte das nächste Unglück. Die Patientin kam erneut im Krankenhaus zu sich: Sie hatte kein Gefühl im rechten Arm und Bein und konnte nicht mehr sprechen. Zu Hause war sie mit dem Kopf auf die Tischkante gestürzt, dabei war ein Blutgefäß im Gehirn geplatzt. In den folgenden Wochen lernte sie wieder zu sprechen, und auch die Sensibilität im Arm und im Bein kehrte zurück.

Während der Erzählungen kam mir ein Verdacht. Ich fragte, ob sich die Beine oft schwach und schwer anfühlten und kribbelten. Sie nickte und sagte, das sei schon seit Jahren so. Mittlerweile könne sie nur noch hundert Meter am Stück laufen und komme kaum noch eine Treppe hoch. Die Beschwerden würden nur besser, wenn sie sich hinsetze oder vornüberbeuge.

Um zu sehen, ob ich mit meiner Vermutung richtig lag, fragte ich sie nach den alten Kernspinbildern. Darauf war zu sehen, dass der Nervenkanal, der innerhalb der Wirbelsäule verläuft, im Bereich der Lendenwirbelsäule fast vollkommen verschlossen war. Kein Wunder, dass die Patientin kaum noch laufen konnte und ständig Schmerzen hatte. Sie litt an einer ausgeprägten Spinalkanalstenose.

Teile ihrer mit dem Alter porös gewordenen Bandscheiben drückten in den Kanal. Genauso wie die Bänder, die normalerweise die Wirbel stabil halten sollen – auch sie hatten mit der Zeit ihre Elastizität verloren. An den Seiten der Wirbelkörper waren knöcherne Höcker gewachsen, die ebenfalls auf die sensiblen Nerven im Kanal drückten. Wurden diese besonders stark gequetscht, kam es zu blitzartigen Ausfällen der Nervenleitung, und die Muskeln in den Beinen bekamen für einen Moment keine Befehle. Passierte das beim Laufen, begann die Frau zu stolpern.

Ihr Orthopäde hatte in einer Sache recht gehabt: Die Ursache für die Probleme waren vor allem Verschleißerscheinungen. Aber seine Entscheidung, die Frau nur mit Schmerzmitteln und Massagen zu behandeln, war falsch gewesen. Zwar muss nicht jede Verengung im Wirbelkanal operiert werden – sind die Symptome gering, lässt sich mit Schmerzmitteln und Gymnastik viel erreichen. Aber wenn die Beine versagen und man stürzt, führt kein Weg an einem Eingriff vorbei. Dann ist die Gefahr im Alltag höher als jedes OP-Risiko.

Ich erklärte der Frau, dass man schon vor Jahren etwas dagegen hätte unternehmen müssen, um ihr diese Leidensgeschichte zu ersparen. Wenig später operierte ich sie, der Eingriff dauerte knapp zwei Stunden. Ich eröffnete mit einem kleinen Schnitt den Wirbelkanal, fräste die Auswüchse der Knochen ab, straffte die Bänder, stutzte die vorgewölbten Bandscheiben und verschaffte so den Nerven mehr Platz. Schon im Krankenhaus begann die Frau, wieder Treppen zu steigen, nach drei Tagen wurde sie entlassen. Als sie etwas später zum Fädenziehen kam, waren die Beschwerden fast komplett verschwunden.

Professor Dr. Jörg Ohnsorge *ist niedergelassener Facharzt für Orthopädie und Unfallchirurgie in Hamburg.*

DER UNBÄNDIGE DRANG

Eine Frau kratzt sich seit Jahren dauernd im Gesicht. Hat sie eine psychische Störung? Ein Hautarzt findet den wahren Grund in der Küche.

Von Professor Dr. Birger Kränke
Aufgezeichnet von Astrid Viciano

Es war in einem Sommer vor mehr als zwanzig Jahren, als die junge Frau in die Ambulanz unserer Hautklinik kam. Ich stand ganz am Anfang meines Berufslebens. Der Patientin war sofort anzusehen, wie verzweifelt sie war. Seit fünf Jahren hatte sie viele Allgemeinmediziner und Hautärzte aufgesucht, doch keiner der Kollegen hatte ihr helfen können.

Sie spüre fast ständig einen unerträglichen Drang, sich im Gesicht zu kratzen, erzählte uns die 37-Jährige. Dort hatte sie mehrere rötliche und entzündete Hautstellen. Alle anderen Ärzte hatten bei der Frau eine Acné excoriée diagnostiziert – eine Erkrankung, die vor allem bei Jugendlichen und im jungen Erwachsenenalter auftritt. Dabei drücken die Betroffenen ständig Pickel und andere Unreinheiten der Haut aus – so anhaltend, dass sich der Drang, an sich herumzuknibbeln, irgendwann verselbstständigt. Die Erkrankten bearbeiten die Haut weiter, auch wenn gar keine Pickel mehr da sind.

Die Patientin hatte diese Diagnose allerdings nicht akzeptieren wollen und bei ihren Ärzten wiederholt Allergietests gefordert. Da sich die Kollegen ihrer Diagnose jedoch sehr sicher gewesen waren, hatten sie diese Untersuchungen abgelehnt. Stattdessen hatten sie ihr geraten, einen Psychiater aufzusuchen, um ihre Impulskontrollstörung in den Griff zu bekommen – als solche gilt nämlich die Acné excoriée.

Die Annahme, dass sie an dieser Krankheit litt, war durchaus plausibel: Die Patientin schilderte uns ausführlich und ehrlich ihren Drang, sich im Gesicht zu kratzen. Vor allem an ihrer Stirn und ihrem Kinn gab es zahlreiche Stellen, an denen die Haut entzündet oder sogar vernarbt war. Allerdings schien die Frau psychisch auf den ersten Blick nicht auffällig zu sein: Sie berichtete uns ruhig, nüchtern und sehr strukturiert von ihrer Vorgeschichte.

Mit meinem Assistenzarztkollegen ging ich andere mögliche Ursachen für die Hautläsionen durch. Manchmal leiden Menschen an einem Dermatozoenwahn: Sie glauben, dass irgendwelche winzigen Tiere sich in der Haut eingenistet haben, und kratzen sie deshalb wund. Doch von einer psychischen Störung war bei dieser Patientin nichts zu bemerken.

Hatten unsere Vorgänger also recht mit ihrer Diagnose? Dagegen sprach allerdings, dass normalerweise etwas jüngere Menschen an Acné excoriée leiden – eben jene, die in einem Alter sind, in dem auch eine normale Akne auftritt. Die Frau erklärte uns bei genauerem Nachfragen, dass sie den Drang zum Kratzen nahezu ausschließlich in ihrer Küche verspüre. Dafür suchte sie verzweifelt nach einer Erklärung. Sie berichtete auch, dass sie seit Jahren einen Ausschlag an den Händen bekomme, wenn sie mit Hühnerfleisch oder Eiern hantiere. Standen diese Beschwerden mit den Hautläsionen im Gesicht im Zusammenhang? Die Patientin sagte uns, dass sie den Kontakt mit Hühnerfleisch und Eiern vermeide. Daher konnten wir diese Verknüpfung eigentlich ausschließen.

Aber dann fiel uns ein Syndrom ein, das erst ein paar Jahre zuvor zum ersten Mal beschrieben worden war. Dabei ging es um eine neue Form der Kreuzallergie: Kreuzallergie bedeutet, dass beispielsweise eine Überempfindlichkeitsreaktion gegen Birkenpollen gleichzeitig mit einer Überempfindlichkeit gegen Mandeln oder Äpfel einhergehen kann. Die neue Kreuzallergie-Form war das sogenannte Vogel-Ei-Syndrom: Betroffene reagierten allergisch gegen Vogelfedern und Vogelkot sowie gegen Eigelb.

Daher fragten wir die Patientin, ob sie vielleicht einen Vogel in der Küche hielt. Und tatsächlich – die Frau besaß einen Papagei und einen Wellensittich. Nun erklärten sich plötzlich ihre Symptome: Schon das Flattern der Tiere in der Küche reichte aus, um die Allergene in der Luft zu verteilen. Während der Körper der Patientin mit Kleidung bedeckt war, lag das Gesicht frei – daher hatte der Kontakt mit den Allergenen dort zu starkem Juckreiz geführt. Wir führten gezielte Allergietests an der Haut und mit Blutproben der Patientin durch. Die Ergebnisse bestätigten unsere Vermutung.

Die Frau strahlte, als sie die Diagnose hörte. Auf unseren Rat hin verschenkte sie die Vögel an Verwandte und vermied jeglichen Kontakt zu Vogelprodukten. Schon bald waren der Juckreiz und sämtliche Hautläsionen verschwunden.

***Professor Dr. Birger Kränke** ist Dermatologe und Allergologe an der Klinik für Dermatologie und Venerologie der Medizinischen Universitätsklinik Graz in Österreich.*

AUTOREN

Dr. Bernhard Albrecht, studierter Arzt und Absolvent der Evangelischen Journalistenschule in Berlin, beschäftigt sich seit vielen Jahren mit besonderen Fallgeschichten und veröffentlichte dazu 2013 das Buch *Patient meines Lebens*. Er ist Reporter beim *stern* und lebt in Hamburg und München.

Nicole Heißmann, Diplom-Umweltwissenschaftlerin und Absolventin der Henri-Nannen-Schule, arbeitet als Redakteurin im *stern*-Ressort Wissenschaft, Medizin, Technik und Auto. Sie schreibt über Medizin, Ernährung, Biologie und Umwelt und beschäftigt sich besonders gern mit den Geheimnissen des Gesundheitssystems, mit Patientensicherheit und Alternativmedizin. 2012 erschien ihr zusammen mit Dr. Christian Weymayr verfasstes Buch *Die Homöopathie-Lüge*.

Christoph Koch ist Leitender Redakteur des Ressorts Wissenschaft, Medizin, Technik und Auto beim *stern*. Er studierte Humanbiologie / Theoretische Medizin, Sozialwissenschaften und Gesundheitsmanagement. Das journalistische Handwerk lernte er auf der Henri-Nannen-Schule.

Alexandra Kraft ist Redakteurin beim *stern* und schreibt unter anderem über Astronauten, Spitzenforscher oder Psychopathen. Sie studierte Germanistik in Frankfurt am Main, arbeitete anschließend bei der *Bild*-Zeitung und kam vor zwanzig Jahren zum *stern*. Ihr Rezept gegen Krankheiten aller Art: Laufen.

Constanze Löffler, studierte Ärztin, berichtet als freie Journalistin für Zeitschriften (*stern*, *Brigitte, Focus Gesundheit*), überregionale Tageszeitungen und online über Medizin- und Wissenschaftsthemen. Zusammen mit dem Psychiater Professor Manfred Wolfersdorf und ihrer Kollegin Beate Wagner schrieb sie das Buch *Männer weinen nicht. Depression bei Männern.*

Lisa McMinn studierte Publizistik und Politikwissenschaft in Berlin und arbeitete dort als TV-Redakteurin. Nach weiteren Studienaufenthalten in Hamburg und Budapest besuchte sie die Henri-Nannen-Schule. Heute arbeitet sie als freie Journalistin u. a. für *Die Zeit* und den *stern*.

Claudia Neumair hat einen Abschluss in Kommunikationsmanagement der Universität Hohenheim. Nach einem PR-Volontariat und verschiedenen journalistischen Stationen arbeitet sie heute in der Unternehmenskommunikation von BASF in Ludwigshafen.

Inga Olfen, studierte Biologin und Absolventin der Henri-Nannen-Schule, arbeitete viele Jahre beim *stern* als Redakteurin. Derzeit ist sie als freie Journalistin und Texterin tätig. Egal, ob sie über Medizin und Wissenschaft schreibt oder über Bildung, Bücher, Essen oder Reisen – immer ist sie auf der Suche nach dem Schönen, dem Wahren, dem Mutmachenden.

Nina Poelchau ist Redakteurin beim *stern*. Sie ist ausgebildet als Gesprächs-, Trauma- und Paartherapeutin und interessiert sich besonders für kniffelige psychologische Fragen. Wichtig und spannend für sie bei der Diagnosefindung ist der Zusammenhang von psychischer Belastung und körperlichen Symptomen.

Nicole Simon, studierte Humanbiologin, schreibt seit mehr als zehn Jahren als selbstständige Wissenschafts- und Medizinjournalistin für verschiedene Print- und Online-Medien. Als Gutachterin für den »Mediendoktor« untersucht sie, wie seriös deutsche Medien über medizinische Themen berichten.

Daniel Sippel studierte Politik und Philosophie in London und Paris. Für die Ausbildung an der Henri-Nannen-Schule siedelte er nach Hamburg um. Seit 2017 schreibt er für den *stern*, die *Süddeutsche Zeitung* und *Joko Winterscheidts Druckerzeugnis*.

Dr. Astrid Viciano, studierte Ärztin, schreibt für das »Wissen am Wochenende« der *Süddeutschen Zeitung*. Davor lebte sie drei Jahre lang als freie Journalistin in Paris und beschäftigte sich dort in Cross-Border-Teams mit investigativen Recherchen. Zuvor war sie Redakteurin bei *Focus*, *Die Zeit* und *stern*.

Beate Wagner, studierte Ärztin, arbeitete unter anderem als Pressereferentin bei »Ärzte ohne Grenzen«. Seit mehr als zehn Jahren ist sie freie Medizin- und Wissenschaftsjournalistin und schreibt für Magazine, Stiftungen, Institute und Ministerien über Medizin und Gesundheit. Zusammen mit dem Psychiater Professor Manfred Wolfersdorf und ihrer Kollegin Constanze Löffler schrieb sie das Buch *Männer weinen nicht. Depression bei Männern.*

Ist das Böse weiblich?

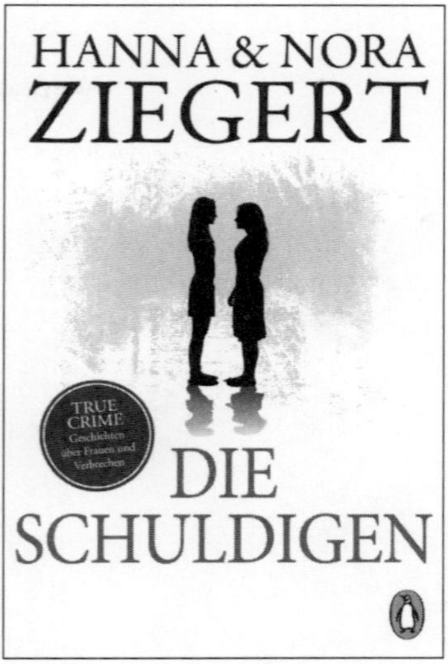

Warum geschehen Verbrechen? Was bringt einen Menschen dazu, zu töten? Sind uns solche Taten wirklich völlig fremd? Oder dürfen wir uns erlauben, uns davon berühren zu lassen? In *Die Schuldigen* erzählen Hanna und Nora Ziegert spannende Geschichten von Verbrechen, die einen nicht mehr loslassen. Denn es sind wahre Fälle, die die forensische Psychiaterin und die Juristin zum Leben erwecken. Dabei suchen sie nach den Auslösern für das Geschehene. Denn sie sind davon überzeugt: In jedem Täter steckt ein Mensch – der so menschlich ist wie jeder von uns.

Willkommen im Mittelalter

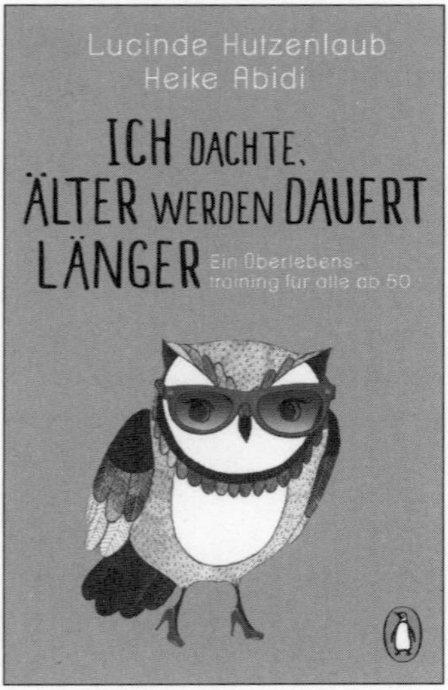

Lucinde und Heike sind um die fünfzig. Früher dachten sie, das wäre das Alter, in dem man endlich angekommen ist. Seriös. Souverän. Würdevoll! Jetzt wissen sie es besser: Das Märchen vom In-Würde-Altern haben sie durchschaut. Also beschließen sie, nur noch das zu tun, worauf sie Lust haben – aus der langweiligen Oper abhauen etwa oder auf gängige Schönheitsideale pfeifen und trotzdem Botox ausprobieren. Auf die Gefahr hin, dass ihre Kinder sie irgendwie peinlich finden. Und dass sie womöglich auch mit achtzig noch längst nicht angekommen sein werden …